全国医药高职高专规划教材

（供护理及相关医学专业用）

U0741728

急救护理学

第2版

主编

赖 青　周浪舟

中国医药科技出版社

内 容 提 要

本书是全国医药高职高专规划教材之一，依照教育部教育发展规划纲要等相关文件要求，结合卫生部相关考试特点，根据《急救护理学》教学大纲的基本要求和课程特点编写而成。

全书共十二章，重点介绍了院前急救、重症监护、心脏骤停与心肺脑复苏、常见临床危象的病情评估和救治原则与护理，详细阐述了常用的救护技术。

本书本着"理论适度够用，技术应用能力突显"的原则，注重培养医药卫生类高职学生的综合职业能力，适合医药卫生高职教育及专科、函授及自学高考等相同层次不同办学形式教学使用，也可作为医药行业培训和自学用书。

图书在版编目（CIP）数据

急救护理学/赖青，周浪舟主编．—2 版．—北京：中国医药科技出版社，2012. 10
全国医药高职高专规划教材．供护理及相关医学专业用
ISBN 978 - 7 - 5067 - 5545 - 0

Ⅰ.①急…　Ⅱ.①赖…　②周…　Ⅲ.①急救 - 护理 - 高等职业教育 - 教材
Ⅳ.①R472. 2

中国版本图书馆 CIP 数据核字（2012）第 202460 号

美术编辑　陈君杞
版式设计　郭小平

出版　中国医药科技出版社
地址　北京市海淀区文慧园北路甲 22 号
邮编　100082
电话　发行：010 - 62227427　邮购：010 - 62236938
网址　www. cmstp. con
规格　787×1092mm ¹⁄₁₆
印张　9¾
字数　189 千字
初版　2009 年 7 月第 1 版
版次　2012 年 10 月第 2 版
印次　2022 年 9 月第 6 次印刷
印刷　三河市百盛印装有限公司
经销　全国各地新华书店
书号　ISBN 978 - 7 - 5067 - 5545 - 0
定价　22. 00 元
本社图书如存在印装质量问题请与本社联系调换

第2版 编写说明

作为我国医药教育的一个重要组成部分，医药高职高专教育为我国医疗卫生战线输送了大批实用技能型人才。近年来，随着我国医药卫生体制改革的不断推进，医药高职高专所培养的实用技能型人才必将成为解决我国医药卫生事业问题，落实医药卫生体制改革措施的一支生力军。

《国家中长期教育改革和发展规划纲要（2010～2020年）》提出当前我国职业教育应把提高质量作为重点，到2020年，我国职业教育要形成适应经济发展方式转变和产业结构调整要求、体现终身教育理念、中等和高等职业教育协调发展的现代职业教育体系。作为重要的教学工具，教材建设应符合纲要提出的要求，符合行业对于医药职业教育发展的要求、符合医药职业教育教学实际的要求。

2008年，根据国发〔2005〕35号《国务院关于大力发展职业教育的决定》文件和教育部〔2006〕16号文件精神，在教育部和国家食品药品监督管理局的指导之下、在与有关人员的沟通协调下，中国医药科技出版社与全国十余所相关院校组建成立了全国医药高职高专规划教材建设委员会，办公室设在中国医药科技出版社，并于同年开展了首轮护理类25种教材的规划和出版工作。

这批教材的出版受到了全国各相关院校广大师生的欢迎和认可，为我国医药职业教育技能型人才培养做出了重大贡献。

2010年，相关职业资格考试做出了修订调整，对医药职业教育提出了新的、更高的要求。本着对教育负责、对该套教材负责的态度，全国医药高职高专规划教材建设委员会经多方调研，于2011年底着手开展了本轮教材的再版修订工作。

在本轮教材修订再版工作中，我们共建设24个品种，涵盖了医药高职高专专业基础课程和护理专业的专业课程。

在修订过程中我们坚持以人才市场需求为导向，以技能培养为核心，以医药高素质实用技能型人才培养必需知识体系为要素，规范、科学并符合行业发展需要为该套教材的指导思想；坚持"技能素质需求→课程体系→课程内容→知识模块构建"的知识点模块化立体构建体系；坚持以行业需求为导向，以国家相关执业资格考试为参考的编写原则；坚持尊重学生认知特点、理论知识适度、技术应用能力强、知识面宽、综合素质较高的编写特点。

该套教材适合医药卫生职业教育及专科、函授、自学高考等相同层次不同办学形式教学使用，也可作为医药行业培训和自学用书。

全国医药高职高专规划教材建设委员会
2012年6月

全国医药高职高专规划教材建设委员会

主 任 委 员 胡友权（益阳医学高等专科学校）

副主任委员 （以姓氏笔画为序）

马晓健（怀化医学高等专科学校）

王明琼（曲靖医学高等专科学校）

王晓明（楚雄医药高等专科学校）

吴元清（湘潭职业技术学院）

宋国华（漯河医学高等专科学校）

李世胜（永州职业技术学院）

李金成（邵阳医学高等专科学校）

邵兴明（重庆市医科学校）

范珍明（益阳医学高等专科学校）

金鲁明（山东中医药高等专科学校）

胡月琴（安徽省皖北卫生职业学院）

姜瑞涛（山东省青岛第二卫生学校）

饶学军（保山中医药高等专科学校）

符史干（海南省卫生学校）

喻友军（长沙卫生职业学院）

魏凤辉（白城医学高等专科学校）

秘 书 长 吴少祯（中国医药科技出版社）

副 秘 书 长 （以姓氏笔画为序）

周浪舟（益阳医学高等专科学校）

盖一峰（山东中医药高等专科学校）

蒋乐龙（怀化医学高等专科学校）

赖　青（长沙卫生职业学院）

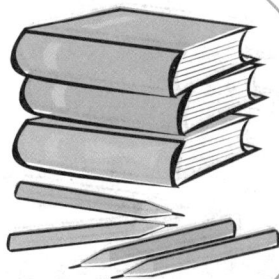

委　　员（以姓氏笔画为序）

　　　　　　王所荣（曲靖医学高等专科学校）

　　　　　　邓翠珍（邵阳医学高等专科学校）

　　　　　　文宇祥（重庆市医科学校）

　　　　　　许建新（曲靖医学高等专科学校）

　　　　　　邬贤斌（怀化医学高等专科学校）

　　　　　　朱荣林（江西中医药高等专科学校）

　　　　　　李久霞（白城医学高等专科学校）

　　　　　　陈月琴（漯河医学高等专科学校）

　　　　　　陈　军（海南省卫生学校）

　　　　　　姜新峰（安徽省皖北卫生职业学院）

　　　　　　胡小和（长沙卫生职业学院）

　　　　　　胡玉萍（保山中医药高等专科学校）

　　　　　　昝雪峰（楚雄医药高等专科学校）

　　　　　　赵修斌（湘潭职业技术学院）

　　　　　　黄学英（山东中医药高等专科学校）

　　　　　　蒋小剑（永州职业技术学院）

　　　　　　谢玉琳（永州职业技术学院）

办　公　室　高鹏来（中国医药科技出版社）

顾　　问　　马祥志（湖南师范大学医学院）

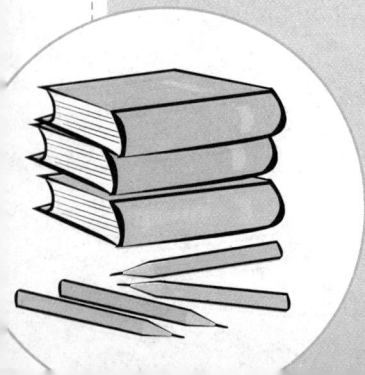

本书编委会

主　编　赖　青　周浪舟
副主编　佘金文　郭梦安
编　者（按姓氏笔画排序）
　　　　王美芝（山东中医药高等专科学校）
　　　　尤雪剑（沧州医学高等专科学校）
　　　　刘　杰（长沙卫生职业学院）
　　　　佘金文（长沙卫生职业学院）
　　　　周浪舟（益阳医学高等专科学校）
　　　　袁荣华（九江学院护理学院）
　　　　郭梦安（益阳医学高等专科学校）
　　　　黄　静（益阳医学高等专科学校）
　　　　赖　青（长沙卫生职业学院）

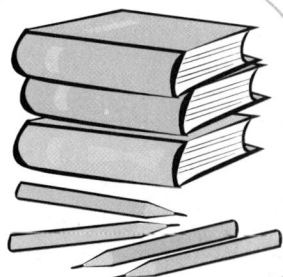

　　急救护理学是近二三十年发展起来的一门新兴学科，是研究对急危重症病人实施急救和特别监护的一门科学。它既是护理学的重要组成部分，又是急诊医学和危重病医学的组成部分。在护理专业大专和本科教育中，它是不可缺少的一门课程。中国医药科技出版社于 2009 年出版的《急救护理学》因其注重科学严谨性，并适合高职高专层次学生的教学，深受各大专院校师生的欢迎。但随着医学科学的发展，如《2010 美国心脏协会心肺复苏及心血管急救指南》的出台，一些急救护理学知识在不断更新，为适应护理人才培养工作的需要，原书中一些相关知识也需相应更新。为此，我们再次聘请一些长期从事急危重症病人急救与护理工作的临床专家与教师对该书进行修订。

　　本教材在坚持"三基"（基本理论知识、基本思维方法和基本实践技能）、"五性"（思想性、科学性、先进性、启发性和适用性）要求的基础上，尽量体现教材的针对性。在编写内容上反映现代急救护理工作的特色，从临床实际出发，突破学科界限，汲取了急救护理领域的新知识、新进展和新技术，注重科学性、创新性、适用性，突出了急救护理学的课程特色，使学生能更好地掌握急救护理学的基本理论知识和操作技术。结合国家护士执业资格考试内容，在教材每章内容后列出了一定数量的思考题，以辅助学生掌握本章的知识体系。全书共十二章，重点介绍院前救护、重症监护、心脏骤停与心肺脑复苏、常见临床危象的病情评估和救治原则与护理，对常用的急救技术也作了详细介绍。

　　本套教材主要供医学高职、高专三年制、五年制专科层次护理专业使用，助产、妇幼卫生专业也可使用。同时，亦可作为在职护理人员培训、自学教材。

　　本教材的编写，得到了各参编院校领导和专家的热情指导和帮助，在此深表谢意！限于水平，疏漏和不当之处难免，敬请广大读者指正。

编　者
2012 年 6 月

目　录
CONTENTS

第一章 | 绪 论

随着社会经济的高速发展、生活节奏的加快，以及交通运输多样化等因素，使急危重症、各种意外工伤、交通事故和食物事故的发生有明显增加的趋势。对于急症和意外事故，如能够采取有效的现场急救、途中监护及医院内的强化救治，有可能提高抢救成功率，降低伤残、死亡率，最大限度地挽救患者的生命。为适应急救医学的发展和社会的需要，加强急救护理学的教育尤为重要。

第一节 急救护理学的内容和范畴

一、内容

急救护理学是以现代医学科学及护理学专业理论为基础，研究急危重症患者抢救、护理和管理的一门综合性应用学科。急救护理学是护理学的重要组成部分，是护理专业主干课程之一和专业课程，主要涵盖三方面的内容：一是急救护理学基础理论，包括院外急救、急诊科救护、重症病房监护等；二是常见急危重症患者的急救护理；三是常用救护技术与急救仪器的使用，如气管插管术、锁骨下静脉穿刺置管术、除颤仪及呼吸机的使用等。通过学习这门课，学生能够建立良好的急救意识，具备科学的急救思维；全面、系统地获得急救护理学的基本理论、基本知识和基本技能；具有在紧急情况下对患者实施及时、准确地救治和护理的基本能力。

二、范畴

1. 院外急救 院外急救是指急、危、重症伤病员进入医院前的医疗救护。包括患者伤病现场对医疗救护的呼救、现场救护、途中救护和运送等。实施院外急救的目的是维持患者生命体征、防止继发损伤、减轻患者痛苦，提高抢救成功率，减少伤残率。其首要措施是建立有效的循环和呼吸，进而视病情和条件采取输液、止痛、止血、包扎、固定和解毒等救治措施；通过各种通讯工具向急救中心或医院呼救；转运途中加强监护和治疗，为患者赢得宝贵的抢救时机。院前急救需要得到政府和社会各界的重视、支持和帮助，尤其是大型灾害事故的医疗救护，需要动员社会各界的力量，有领导、有组织地协调行动，以最小的人力、物力、财力，在最短的时间内争取最大的抢救效果。

2. 急诊科救护 指急诊科的医护人员随时接受各种急诊病人，对其进行救治和护理。急诊抢救后，脱险者可以出院或短暂观察；未脱险者，收住专科病房或重症监护病房进一步加强治疗和护理。急诊科救护是院前急救的延续，也是非常重要的救护环节。医院急诊科是急危重症患者集中的科室，是院内急救的重要场所。急诊科应具备独立的区域、完善的医疗装备以及高素质的医护人员，以提高医院急诊抢救的水平。

3. 危重病救护 重症监护病房（ICU）是急救医疗服务体系（EMSS）的重要组成部分，是以救治急危重症患者为中心的医疗组织形式。危重病救护是指 ICU 的医护人员接收由急诊科和院内有关科室转来的危重患者，对各种严重疾病或创伤以及继发于各种严重疾病或创伤的复杂并发症患者进行监护、治疗及护理。

4. 急救医疗服务体系的完善 建立并完善高质量、高效率的急救医疗服务体系，就是要建立良好的通讯网络，始终保持急救通讯指挥系统的灵敏有效；配备装备齐全和完好的交通运输工具，以保证救护的速度和质量；具有较高技术水平的专业人员，以提高抢救的成功率。护理人员应积极地参与创新服务模式和管理方法，科学利用有限的医疗资源，提高社会和病人的满意度。

5. 急危重症护理人才的培训和科研工作 急救事业的发展有赖于急救护理人才的业务培训和急救护理学科的科研工作。医疗机构要组织护理人员系统地学习急诊医学和急救护理学，不断地开展急救知识讲座、急救技能培训等学术活动，提高急救护理人员的专业技术水平。为适应社会的需要和急救医学的发展，还要积极开展急救护理学科的研究工作，促进教学、科研、临床的紧密结合，加快急救护理人才的培养，促进急救护理事业的发展。

第二节　急救护理学的形成与发展

一、现代急救护理学的产生与发展

第一阶段：有效的抢救系统及急救护理技术阶段。现代急救护理学起源于 19 世纪南丁格尔（F. Nightingal）的年代。1854～1856 年，英、俄、土耳其在克里米亚交战时，南丁格尔带领 38 名护士前往战地救护，使前线英国士兵的死亡率由 42% 下降到 2%。事实证明：有效的抢救系统及急救护理技术在救护伤病员中起着举足轻重的作用。

第二阶段：有抢救设备配合的急救护理技术阶段。20 世纪 50 年代初期，北欧暴发了脊髓灰质炎大流行，许多患者出现呼吸肌麻痹，由此出现了最早的呼吸机雏形"铁肺"及相应的特殊护理技术。

第三阶段：电子仪器阶段。20 世纪 60 年代，电子仪器设备蓬勃发展，出现了心电示波装置、除颤仪、人工呼吸机、血液透析机等，相应的护理理论和护理技术水平进一步提高。20 世纪 60 年代后期重症监护病房（intensive care unit，ICU）建立。

第四阶段：急救医疗服务体系出现。20 世纪 70 年代初期，国外有些国家成立了急救医疗服务体系（emergency medical service system，EMSS），开始重视现场急救，并配备了有急救设备的专用救护车和急救医护人员。法国是组建 EMSS 最早的国家之一。美国部分城市于 1970 年成立了急救医疗体系，具有通讯指挥中心和统一的急救号码，协调院前急救。1976 年，美国通过 EMSS 法案，全国拥有 304 个 EMSS 区，各自负责辖区的急救工作，形成急救网络。目前，美国将警察、消防和医疗救援综合形成"911"体系，能够快速有效地处理各种急危重症、意外伤害及重大突发事件。

二、我国的急救工作发展概况

20 世纪 50 年代中期，国内一些大、中城市建立了规模小、设备简陋的急救站。20 世纪 60 年代初期，我国出现少数的救护车，救护车内仅有担架车，只能起到对伤病员的转运作用。1980 年 10 月，国家卫生部颁发了《关于加强城市急救工作的意见》的文件。1984 年 6 月，又下发了《关于发布 < 城市急诊科（室）建设方案（试行）> 通知》的文件，各城市先后成立急诊科。1987 年 5 月，中华医学会急诊医学分会在杭州正式成立。至此，我国的急诊医学作为一门独立的医学学科向前迈进。20 世纪 90 年代，随着改革进程的加快、人民生活水平的提高，我国在发展急救机构、成立急救网络、形成 EMSS 等方面逐渐与发达国家接轨，并逐步形成了自己的特色，各城市出现现代化的急救医疗中心，完善急救网络系统。全国统一急救呼救号码为"120"。进入 21 世纪，进一步完善了急救中心—急诊科—ICU 一体化的急诊医疗服务体系，有效地促进了急危重症护理学的发展。

第三节 急救医疗服务体系

一、急救医疗服务体系的概念

急救医疗服务体系（EMSS）是近些年发展起来的一种急诊急救医学模式。EMSS是综合院外急救、医院急诊科（室）救护和重症监护病房救治和各专科的"生命绿色通道"为一体的急救网络。其中院外急救负责现场急救和途中监护，急诊科、ICU 负责医院内救护。EMSS 适合于平时的急诊医疗工作和大型灾害或意外事故的急救。完整的 EMSS 应具有完善的通讯指挥系统、有效的现场救护、有监测和急救装置的运输工具及高水平的医院急诊服务和强化治疗。EMSS 把急救医疗措施迅速送到危重患者身边、送到发病现场，经过初步诊治处理，维护其生命安全，将患者转运至医院，为抢救生命和改善预后，赢得了时间。实践证明 EMSS 是有效的、先进的急救医学模式，在挽救患者生命方面发挥着重要的作用。

我国的 EMSS 工作起步较晚，在政府、中华医学会及医疗界不懈努力下，近 20 年得到了快速发展。1980 年以来，国家卫生部从急救事业的组织建立、管理体制、救治质量等方面给予了政策性和指导性的支持。北京、重庆、海南等大、中城市急救中心相继建立并不断完善。多所综合性大医院开通了"生命绿色通道"，推动了我国 EMSS的进程与发展。

二、急救医疗服务体系管理

（一）组织机构与任务

县以上地区要由当地卫生行政部门在政府领导下负责统一指挥本地区的急救医疗工作，组成本地区急救站、医院急诊科（室）、基层卫生组织相结合的医疗急救网。省、自治区、直辖市应建立急救中心，掌握急救信息，承担院外急救、院内抢救、培训和科研等工作。一般拥有 40 万以上人口的区域或城市应设置急救医疗机构。

1. 急救中心（站）的主要任务

（1）急救中心是在市卫生行政部门直接领导下，统一指挥全市日常急救工作；急救分站在中心急救站的领导下，担负一定范围内的抢救任务。

（2）以医疗急救为中心，负责对各科急、危、重症患者及意外灾害事故受伤人员的现场转送途中抢救治疗。

（3）在基层卫生组织和群众中宣传、普及急救知识。有条件的急救站可承担一定的科研、教学任务。

（4）接受上级领导指派的临时救护任务。

2. 医院急诊科（室）的主要任务

（1）承担急救站转送和来诊的急、危、重症患者的诊治、抢救和留院观察工作。

（2）有些城市的医院急诊科（室）同时承担急救站的任务。

3. 街道卫生院、红十字卫生站等组织的主要任务

（1）在急救专业机构的指导下，学习和掌握现场救护的基本知识及技术操作。

（2）负责所在地段单位的战伤救护、防火、防毒等知识的宣传教育工作。

（3）一旦出现急、危、重症患者或意外灾害事故时，在急救专业人员到达前，及时、正确地组织群众开展现场自救、互救工作。

（二）主要急救人员

1. 最初目击者　即参与初步急救，并能正确实施呼救的人员。

2. 现场急救医护人员　通常情况下，救护车上应配备 1~2 名合格的急救人员，参与随救护车在现场和转运途中的救护工作。

3. 急诊科医护人员　伤病员送到医院，由急诊科医护人员进行确定性治疗。

4. 其他人员　包括受过专门训练的消防队员、警察及救护车驾驶员等。随着社会的发展，急救社会化、结构网络化、工作现场化、知识普及化必将成为未来院前急救和灾难医学的发展趋势。

（三）运输工具和通讯

急救用的运输工具，是运载伤病员的载体，更是现场及途中实施抢救、监护的场所。在救护车上可实施气管插管、输液、心脏除颤等，也可进行心电监护、血氧饱和度等监测。目前，集装箱式的大型救护车已出现，车内座椅调整后可容纳 10~12 张床，并具有完善的医疗设备和药品。许多救护车带有 GPS 卫星定位系统。近些年来，空中救护、海上救护也取得了快速的发展。

现代指挥通讯系统是院前急救的关键环节，是 EMSS 的灵魂，建立完善、灵敏的通讯网络是提高急救应急能力的前提。救护站、救护车与医院急诊科应配备良好的通讯设施，有条件时建立急救呼叫专线电话，以保证紧急呼救时通讯畅通无阻。

思考题

1. 急救护理学的范畴包括哪些?
2. 简述急救护理学的形成与发展。
3. 急救医疗服务体系（EMSS）的概念是什么?

（赖 青）

第二章 | 院前急救

　　院前急救（prehospital first aid）又称院前紧急医疗服务（prehospital emergency medical services），是急救医疗服务体系（emergency medical services system，EMSS）的首要环节，它是指急、重、危伤病员进入医院以前的医疗救护，有广义和狭义之分，其主要区别在于是否有公众参与。院前急救主要包括四层含义：①患者发病地点在医院以外，急救的时间是在进入医院以前；②患者的病情紧急、严重，必须进行及时抢救；③院前急救是患者进入医院以前的初期救治，而不是救治的全过程；④经抢救的患者需要及时、安全地输送到医院进行延续、系统救治。

第一节　概　述

一、院前急救的含义

　　所谓"院前急救"就是指从第一救援者到达现场并采取一些必要措施开始直至救护车到达现场进行急救处置然后将病员送达医院急诊室抢救。院前急救对于突发疾病或者遭遇意外创伤的病员来说，至关重要，甚至关系到病员的生命能否延续。对于普通老百姓来讲，很有可能成为第一发现者或救援者，因此，也有必要了解院前急救的概念、特点、基本原则。

　　现代急救的新概念改变了传统的急救医疗模式，第一现场进行救护由医院扩展到家庭、社区或其他院前公共场所，伤病者在发生危急情况的第一时间能得到及时的救治，及时有效的现场救护、快速、安全地转送病人，可以为挽回病人生命赢得宝贵的抢救时机，为在院内作进一步救治打下基础。反之，如果现场抢救行动迟缓、措施不当，甚至不作任何处理，只是等待专业救援人员到来或盲目地转送，就可能导致延误病人抢救，甚至加重病情。由此可见，加强院前急救建设，对提高伤病员的抢救成功率，减少伤残、死亡率，使损失降低到最低程度是至关重要的。

　　院前急救的目的是通过迅速有效的抢救措施，维持伤（病）员的基本生命体征，以便把伤（病）员"活着送到医院"，为伤（病）员获得进一步救治、改善预后赢得时间。

二、院前急救的特点

（一）社会性强、随机性强

　　院前急救活动涉及到社会各个方面，如涉及到与消防、公安、交通等部门协同合作，院前急救跨出了纯粹的医学领域，这就是其社会性强的表现。随机性强则主要表现在患者何时呼救，重大事故或灾害何时发生往往是个未知数。

（二）时间紧急

行动急：一有"呼救"必须立即出车，一到现场必须迅速抢救。不管是危重患者还是急诊患者，几乎都是急病或慢性病急性发作，必须充分体现"时间就是生命"，紧急处理，不容迟缓。

心情急：多数患者及其亲属心理上的焦急和恐惧，要求迅速送往医院的心理十分迫切，即使对无生命危险的急诊患者也不例外。

（三）急救环境条件差

院前急救多在非医疗条件或不理想的环境下进行，如地方狭窄难以操作，光线暗淡、不易分辨；有时在马路街头，围观人群拥挤、嘈杂；有时事故现场的险情未排除，如现场的大火、化学毒气、倒塌物、爆炸物等可能造成人员再损伤；运送途中，救护车震动和马达声常使听诊难以进行，触诊和问诊也受影响。

（五）病情复杂多样

呼救的患者涉及各科，而且是未经筛选的急症和危重症患者。

（六）流动性大

平时救护车一般在本区域活动，而急救地点可以分散在区域内每个角落。患者的流向一般也不固定，遇有特殊需要，如有突发灾害事故时，可能到邻近省、市、县帮助救援，前往的出事地点其往返距离常可达数百公里。

（七）体力强度大

如随车人员到现场前要经过途中颠簸，到现场时要随身携带急救箱；若现场在高楼且无电梯时就得辛苦爬梯；若现场是在救护车无法开进的小巷或农村田埂就得弃车步行；到现场后随车人员不能休息，须立即对患者进行抢救，医务人员既当医生又当护士；抢救后又要边指导边搬运伤病员，运送途中还要不断观察患者的病情。上述每一环节都要消耗一定体力。

三、院前急救的任务

（一）平时对呼救患者院前急救

这是院前急救主要和经常性的任务。呼救患者通常分为两种类型：一类是危重或急救患者，即患者短时间内有生命危险，如急性心肌梗死、窒息、淹溺、大出血、休克等。此类患者需进行初步的紧急处理，如心肺复苏、止血等，维持生命体征并在严密医疗监护下安全快速地转运医院进一步救治。另一类是急诊患者，患者病情紧急但短时间内尚无生命危险；如骨折、急腹症、重症哮喘等。此类患者可行初步现场处理，目的是稳定病情、减轻痛苦、避免并发症的发生。

（二）特殊任务时救护值班

特殊任务是指当地的大型集会、重要会议、国际赛事、外国元首来访等。执行救护值班时应加强责任心，坚守工作岗位，严阵以待。

（三）大型灾害或战争时院前急救

遇大型灾害或战争时，应结合具体情况执行有关抢救预案。无预案时应加强现场的调度，做好现场伤员分类、现场救护和合理分流运送。同时与其他现场的救灾专业队伍密切配合，以确保自身的安全。

（四）通讯网络中心的枢纽任务

通讯网络通常由三个方面构成。一是市民与急救中心（站）的联络；二是急救中心（站）与所属分中心（站）、救护车、急救医院的联络；三是中心（站）与上级领导、卫生行政部门和其他救灾系统的联络。急救中心（站）在通讯网络中承担着上传下达、互通信息的枢纽任务。

（五）急救知识的普及教育

院前急救的成功率与公民的急救意识、自救和互救能力密切相关。平时应通过广播、电视、报刊等对公众普及急救知识，开展有关现场急救及心肺复苏的教育，提高公民的自救和互救能力，使更多的公民能够成为开展现场救护的"第一目击者"，以提高现场急救的成功率。

四、院前急救的原则

（一）先排险，后施救

实施现场救护前先进行环境评估，必要时，排险后再施救。如触电现场，先切断电源；有害气体中毒，先脱离险区。

（二）先重伤，后轻伤

遇有垂危的和较轻的伤病员时，应优先抢救危重者，后抢救较轻者。大批伤病员存在时，在遵循"先重后轻"原则的同时，重点抢救有可能存活的伤病员。

（三）先复苏，后固定

现场遇有心搏呼吸骤停又有骨折者，首先采取心肺复苏技术，使患者心跳呼吸恢复后，再进行骨折的临时固定。

（四）先施救，后运送

在现场医疗条件良好的情况下先施救后运送。运送途中，密切观察病情，必要时采取相应的急救措施，如电除颤、气管插管、心肺复苏等。

（五）急救与呼救并重

遇有成批伤病员，又有多人在现场时，要密切分工合作，急救和呼救同时进行，以较快争取急救外援。只有一人在现场时，应先施救，后电话呼救。

（六）转送与监护急救相结合

在转运途中要密切观察监护病人的病情，必要时行相应的急救处理，如心肺复苏、除颤、气管插管等，以使病人安全到达目的地。

五、我国的院前急救组织形式

（一）北京模式（独立型）

由院前急救科、院内急诊室和重症监护室构成。院前急救由医生、护士协作承担，部分患者经院前抢救处理后转送至中心监护室继续治疗，多数患者则被转运到其他专科或医保医院。北京、沈阳实行此模式。

（二）上海模式（单纯型）

由市医疗救护中心站及其所属分站与该市若干医院紧密协作的急救模式。其特点是：全市设有一个急救中心站，各县、区设有分站，分站可设在协作医院内或附近，协作医院大多是区、县中心医院。其流程为：呼救者向救护中心呼救，中心站调度室派就近分站出车出人到现场急救，后监护运送患者到协作医院，也可到患者的医保医院继续救治。上海市采用此种模式，也是目前我国大多数城市采用的模式。

（三）广州模式（指挥型）

由急救指挥中心负责调度全市的急救工作，以若干医院急诊科为区域，按医院专科性质分科负责急救的模式。其特点是：急救指挥中心与各医院无行政上的隶属关系，但具有全市急救工作的调度指挥权。其流程为：呼救者通过"120"电话向市急救指挥中心呼救，当接到呼救后，指挥中心立即通知该区域承担院前急救任务的医院急诊科，由值班护士按病情告知有关医生、护士及驾驶员赶赴现场抢救，并监护运送患者回本院治疗。广州、珠海、汕头等城市实行此模式。

（四）重庆模式（依附型）

建立依托于一所医院为主的急救中心。其特点是：急救中心附属于一家综合医院，患者经院前处理后可收入自己医院或送到附近医院。院前救护机构实质上是医院的一个部门。其流程为：呼救者向市县救护中心呼救，救护中心的院前急救部派人派车赴现场，并监护运送患者回救护中心继续救治。此种模式多见于中小城市和县中心医院兼急救中心。重庆、海南、深圳、云南等城市和地区实行此模式。

（五）香港模式（附属消防型）

消防机构是负责院前急救的组织，由消防队监管，并与警察部门密切协作，共同使用一个报警电话"999"。香港实行此模式。

第二节　院前急救护理要点

在院前急救工作中，护士将配合医生共同完成救护任务。主要护理工作包括现场病情评估、检伤分类、紧急救护、转运和途中监护等。

院前急救工作程序：接受呼救→发出指令→奔赴现场→安全转运→现场急救。

一、院前急救的现场分类

（一）现场病情评估

1. 快速评估事故伤害及发病的原因　评估现场是否存在对救护者、患者继续造成伤害的危险因素，如对触电者现场救护，必须切断电源；如伤员围困在险区，先消除险境；如为有毒环境，应做好防毒、防护措施。

2. 快速评估危重病情　主要评估意识、气道、呼吸、循环等方面。

（1）意识　先判断伤病员神志是否清醒。如呼唤患者、轻拍面颊，或推动肩部，患者有睁眼或有肢体运动等反应；拍打婴儿足跟或捏掐其上臂出现哭泣。如患者对上述刺激无反应，表明意识丧失。同时可观察其瞳孔是否等大、等圆，瞳孔对光反射、压眶反射、角膜反射是否存在。

（2）气道　观察伤病员是否有咳嗽、呼吸困难等，说明可能存在气道梗阻，分析原因，及时解除。

（3）呼吸　通过看伤病者胸廓的起伏、侧头用耳听是否有呼气声、用脸感觉有无气流呼出来判断病人是否存在自主呼吸。有呼吸时评估呼吸频率、深浅度、节律有无改变，有无呼吸困难、被动呼吸体位、发绀或三凹征。呼吸停止者立即行人工呼吸。

（4）循环　成人常规触桡动脉，若未触及，再触摸颈动脉或股动脉。婴儿应常规触摸肱动脉。也可通过触摸患者肢体皮肤，了解皮肤温度、有无湿冷，判断末梢血液循环情况。

（二）现场检伤分类

在灾害事故现场，往往有大批伤病员，为掌握救治重点，确定救治运送顺序，充分发挥人力、物力的作用，提高伤病员存活率，降低死亡率，必须进行现场检伤分类。检伤的要求是：检伤时尽量少移动或不移动患者；主要倾听患者或目击者的主诉以及与发病或创伤相关的细节；重点检查伤病员的生命体征及受伤与病变的主要部位。分类的要求是：边抢救边分类；分类时先危后重，再轻后小（伤势小）。

1. 检伤　在迅速完成现场危重病情评估后，针对伤病员具体情况，进行全身或重点检查伤病情。

（1）头部体征

①口：口唇有无发绀、破损，口腔内有无呕吐物、血液、食物或脱落牙齿。经口呼吸者，观察呼吸的频率、幅度、有无呼吸困难。呼气有无异味。

②鼻：鼻腔是否通畅，有无呼吸气流，有无血液或脑脊液，鼻骨否完整或变形。

③耳：耳道中有无异物，有无液体流出，液体是血性还是清亮，耳廓是否完整，听力如何。

④眼：眼球表面及晶状体有无出血、充血，视物能力如何。

⑤面部：面色是否苍白或潮红，有无大汗。

⑥头颅：是否有外伤，有无血肿或凹陷。

（2）颈部体征　观察颈部的外形与活动，观察气管是否居中，检查有无损伤、出血、血肿、压痛点及颈项强直。注意有无颈椎损伤，触摸颈动脉的搏动情况。

（3）脊柱体征　在未确定是否存在脊髓损伤的情况下，切不可盲目移动伤病员身体。检查时，用手平伸向伤病员后背，自上向下触摸，检查有无肿胀或形态异常。

（4）胸部体征　检查锁骨有无异常隆起或变形，观察有无压痛，以确定有无骨折并定位。检查胸部有无创伤、出血或畸形，吸气时两侧胸廓有无扩张、是否对称；双手在胸部两侧轻施压力，检查有无肋骨骨折。

（5）腹部体征　观察腹壁有无创伤、出血或畸形；腹部有无压痛或肌紧张；确定可能损伤的脏器及范围。

（6）骨盆体征　两手分别放在伤病员髋部两侧，轻轻施加压力，检查有无疼痛或骨折存在。观察外生殖器有无明显损伤。

（7）四肢体征

①上肢：检查上臂、前臂及手部有无异常形态、肿胀或压痛。神志清醒者，让其自行活动手指及前臂，检查推力和皮肤感觉，并观察肢端、甲床血液循环情况。

②下肢：用双手在患者双下肢同时进行检查，看有无变形或肿胀，两侧相互对照，但不要抬起患者的下肢。检查足背动脉搏动情况。

2. 分类　在成批伤员出现时，应进行现场分类，以利对各类伤病员进行及时、恰当的处理。按伤员出现的临床症状和体征可分为四类，可用红、黄、绿、黑不同颜色的伤情标记将病人分类标记。

（1）轻度　标记为绿色，此类伤、病情较轻，病人意识清醒，对检查能积极配合，反应也灵敏，血压、呼吸、脉搏等基本生命体征正常，一般对症处理即可，如一般挫伤、擦伤。

（2）中度　标记为黄色，此类伤病情介于轻伤与重伤之间，只要短时间内得到及时处理，一般不危及生命，否则伤情很快恶化。

（3）重度　标记为红色，此类伤病员随时有生命危险，即危及呼吸、循环、意识者，如窒息、大出血、严重中毒、休克、心室颤动等。

（4）死亡　标记为黑色，此类伤病员意识丧失、颈动脉搏动消失、心跳呼吸停止、瞳孔散大。

分类卡由急救系统统一印制，也可临时用硬纸片自制。柏思（Perth）分类标签是当今国际上日益得到认可的一种分类新标签（图2-1）。该卡片可以按任何所需顺序折叠出标有优先顺序颜色的卡片，方便实现伤病员病情变化时卡片颜色的转换。

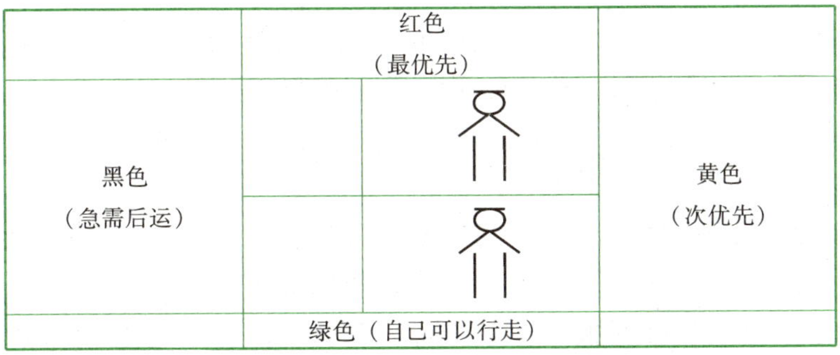

黑色 （急需后运）	红色 （最优先）	
		黄色 （次优先）
	绿色（自己可以行走）	

图2-1　柏思分类标签

3. 现场急救区的划分　现场存在大批伤病员时，最简单、最有效的急救区应分为四个区域，以便有条不紊地进行急救。

（1）收容区　伤病员集中区，在此区给伤病员挂上分类卡，并对有生命危险者提供必要的紧急复苏等抢救工作。

（2）急救区　此区接受红色和黄色标志的危重伤病员，并提供进一步的抢救，如对休克者建立静脉通道，补充血容量等。

（3）后送区　此区接受能自己行走或较轻的伤病员。

（4）太平区　停放已死亡者。

二、院前急救的救护要点

在检伤分类后，护士应协助医生对伤病员进行相应的急救处理，如现场体位的安置、建立静脉通道、维持生命体征、为伤病员松解衣服等。

（一）安置体位

1. 心脏骤停者　将其置于复苏体位即仰卧位，并置于坚硬的平地上，或在软垫上放置硬木板，解开衣领纽扣与裤带，立即进行心肺复苏。

2. 意识不清者　将其置于恢复体位即侧卧位，以避免分泌物、呕吐物吸入气道引起窒息，或舌根后坠引起呼吸道堵塞。

3. 特殊伤病员　根据受伤性质、部位采取合理的体位。大咯血者，取患侧卧位，以防血流入健侧支气管和肺内；腹痛者，屈膝半卧位，以放松腹肌；脚扭伤肿胀者抬高患肢，以利于血液同流，减轻淤血肿胀。

（二）维持系统功能

（1）保持呼吸道通畅，给予氧气吸入。包括清除痰液及分泌物，进行口对口人工呼吸或面罩－气囊通气，对重度气胸病人行穿刺排气。

（2）维持循环系统功能，包括心脏骤停的心肺复苏术，以及对高血压、急性心肌梗死、急性肺水肿的急救处理。

（3）维持中枢神经系统功能，包括对急性脑水肿、急性脑血管意外以及癫痫发作等的急救处理。

（三）建立静脉通道

在抢救创伤出血、休克等危重伤病员时，尽可能选用静脉留置针建立静脉通道，并固定牢固，以保障输液通畅，快速补充血容量，静脉留置针可有效保障伤病员躁动、体位改变和转运中的输液安全。

（四）松解或去除伤病员衣服

在院前现场中处理猝死、创伤、烧伤等伤病员时，为便于抢救和治疗，均需要适当地脱去某些衣服、鞋、帽等。尤其对创伤、烧伤等患者，衣服易掩盖创口或出血，且对创面有污染作用。去除衣服，需要掌握一定的技巧，操作不当会加重伤情。

1. 脱上衣法时先健侧后患侧　解开衣扣，将胸前衣服尽量推向肩部，背部衣服向上平拉。先健侧后患侧，先使健侧手臂屈曲，将肘关节、前臂及手从腋窝位拉出，脱下一侧衣服，将扣子包在里面，将衣服从颈后平推至对侧。拉起衣袖，使衣袖从另一侧上臂脱出。如伤病员生命垂危，情况紧急，或穿有套头式衣服较难脱去时，可直接用剪刀剪开衣袖。

2. 脱长裤时保持双下肢平直　伤病员取平卧位，解开腰带及裤扣，从腰部将长裤推至髋下，保持双下肢平直，不可随意抬高或屈曲，将长裤子拉下脱出。如确知伤病员无下肢骨折，可抬高小腿，将长裤拉下。

3. 脱鞋袜时固定踝部 托起并固定住伤病员踝部，解开鞋带，向下、向前顺脚方向脱下鞋袜。

4. 脱除头盔时先解除夹头压力 如伤病员有头部创伤，且因头盔妨碍呼吸时，应及时脱去头盔。用力将头盔两边向外侧扳开，解除夹头的压力，再将头盔向后上方托起，即可去除。动作应稳妥，避免粗暴用力，以免加重伤情。疑有颈椎损伤时应与医生合作处理。

三、转运与途中监护

转运包括搬运与运输。快速、安全的转运是提高抢救成功率的重要前提，但要避免不视病情而一味强调迅速转运，导致严重的不良后果。如外伤大出血未先进行止血处理就运送可致失血性休克，甚至死亡；脊椎骨折未进行初步固定即搬运和转送，致使瘫痪等严重的并发症发生；对心跳、呼吸骤停的病人未先及时进行现场初步心肺复苏即转运，使病人失去了宝贵的抢救时机。因此，对一些危重病人，应先畅通气道、行心肺脑复苏、控制大出血、骨折制动等以后再转运是极其重要的。同时，要做到医疗监护运输，作为医疗运输工具，除运输之用外，还必须成为途中监护急救的场所，才能使伤病员安全到达目的地。

转运过程的三个不间断：监护不间断；用药不间断；抢救措施不间断。

（一）常用的转运工具与特点

一般应根据不同的病情选用合理的搬运方法，结合运输工具的特点与实际情况选用合适的转运工具。

1. 担架转运 是灾难急救转运病员中最常用的工具。一般不受道路、地形限制，工具不足时可用木板、树枝、竹竿等为代用品来临时制作使用。但转运速度慢、人力消耗大，而且受气候条件影响。

2. 轮船、汽艇转运 轮船运送平稳，但速度慢，遇风浪颠簸厉害，极易引起晕船。汽艇一般用于洪涝灾害时的运输工具。

3. 汽车转运 速度快，受气候条件影响小，但在不平的路面上行驶颠簸较严重，影响途中救护，而且部分伤病员易发生晕车，出现恶心、呕吐，甚至加重病情。

4. 飞机转运 速度快、效率高、平稳，不受道路、地形的影响。但随飞行高度的上升，空气中的含氧量会下降，会对肺部病变、肺功能不全等病人不利。飞机上升与下降时气压的变化会对开放性气胸、腹部术后的伤病员、外伤致脑脊液漏病人不利；湿度低、气压低会对气管切开病人不利等。

（二）转运中的监测与护理

1. 合理安置病员体位 根据不同的运输工具和伤病情摆好伤病员体位，一般病人平卧，恶心、呕吐者应侧卧位。颅脑损伤、昏迷者头侧向一边，胸部创伤呼吸困难者取半卧位。下肢损伤或术后病人应适当抬高 15° ~ 20°，以减轻肿胀及术后出血。颅脑损伤者应垫高头部。

2. 保障担架转运安全　担架在行进途中，伤员头部在后，下肢在前，以利于病情观察。注意途中安全，必要时要在担架上捆保险带，并注意防雨、防暑、防寒。

3. 保障特殊伤员转运安全　若遇脊椎受伤者，应保持脊柱轴线稳定，将其身体固定在硬板担架上搬运，观察生命体征变化，预防并发症发生。对已确定或疑有颈椎创伤要尽可能用颈托保护颈椎，运送时尽可能避免颠簸，不摇动伤者的身体。

4. 保障救护车转运安全　救护车在拐弯上、下坡、停车调头中要防颠簸，以免病人病情加重，发生坠落等。

5. 保障飞机转运安全　空运中，注意保温和湿化呼吸道，这是因为高空中温度、湿度较地面低。一般将伤员横放，休克者头朝向机尾，以免飞行中引起脑缺血。颅脑外伤至颅内高压者应在骨片摘除减压后再空运。脑脊液漏病人因空中气压低会增加漏出液，要用多层纱布加以保护，严防逆行感染。腹部外伤有腹胀者应行胃肠减压术后再空运。气管插管的气囊内注气量要较地面少，因高空低压会使气囊膨胀造成气管黏膜缺血性坏死。

6. 加强转运途中生命支持　比如输液、吸氧、吸痰、气管插管、气管切开、心肺复苏、深静脉穿刺等措施，注意保持各种管道在位、畅通。

7. 加强转运途中生命维护　随时观察监测病人呼吸、体温、脉搏、血压等生命体征以及意识、面色变化、出血等情况；对使用心电监护仪对病人进行持续心电监测，一旦出现病情突变，应在途中进行紧急救护，如采取心电除颤术等。

8. 做好相关记录及交接　做好抢救、观察、监护等有关医疗文件的记录，并做好伤病员的交接工作。

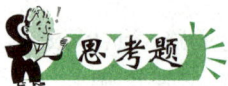

思考题

1. 院前急救包括哪些任务？有什么特点？
2. 简述院前急救的原则。
3. 我国的院前急救主要有哪几种组织形式？
4. 在灾害事故现场，如何检伤分类？
5. 现场救护中转运护理应注意什么问题？

（周浪舟）

第三章 | 急诊科的管理

急诊科（室）是医院抢救急、危、重症病人的重要场所，是急诊患者入院治疗的必经之路，直接反映了医院的医疗护理水平。急诊科在现代急救医疗体系中占有重要地位，加强急诊科管理是提高救护质量的关键。

第一节　急诊科的管理

一、急诊科的任务

（一）急诊工作

急诊科应 24 小时随时应诊，对急诊就诊的各种患者和院前救护转送来的伤病员，进行及时诊治、处置。

（二）急救工作

急诊护士应与医生密切配合，制订各种急诊抢救的实施预案，对生命有危胁的急、危、重患者或伤员，组织人力、物力进行及时、有效的抢救。必要时可参与院前急救和病人转运工作。

（三）科研工作

积极开展有关急症病因、病程、机制、诊断与治疗、护理方面的研究工作，寻找规律，提高急诊质量，促进急诊医疗护理工作的发展。

（四）培训工作

建立健全各级、各类急诊人员的岗位职责、规章制度和技术操作规范。对医护人员进行多种形式的业务学习和技术指导，不断学习现代急救知识和技术，提高抢救成功率。

二、急诊科的设置

急诊科合理的设置与布局是急诊患者就诊程序顺利与否的关键。急诊科布局以应急为出发点，以方便患者就诊为原则。急诊科应独立或相对独立成区，位于医院大门的一侧，主体建筑的最前部分。标志醒目、突出，白天有指路标记，夜间有指路灯。急诊科有单独入口，门厅宽敞，以利担架、车辆的进出，也便于较多患者及家属做短暂候诊时停留。一般情况下，500 张床位以下的医院设急诊室，500 张床位以上的医院设急诊科。急诊科的面积应与全院总床位数及急诊就诊总人次成合理的比例。急诊科应设置以下部门。

（一）预检分诊处

设在急诊科入口，预检员由经验丰富的护士担任。主要负责对就诊患者进行登记、分诊、挂号，对急、危、重症患者先指导进入抢救室，并通知医生、护士急诊抢救。

（二）诊断室

设内科、外科、妇产科、儿科、眼科、耳鼻喉科、口腔科等诊断室。诊断室的医生由专职与各科派值班医生轮流担任相结合。

（三）抢救室

设在急诊科入口最近处，面积在 $65m^2$ 以上，设 1~3 张多功能抢救床。抢救室内备有抢救患者必需的仪器设备、物品和药品。抢救床具有多功能，加轮可移动、可升降，每床配有环形静脉输液导轨、遮帘布、床头设中心供氧装置及中心吸引装置。

常用的监护和抢救设备有除颤仪、心电监护仪、心电图机、心脏起搏器、呼吸机、洗胃机、输液泵、注射泵等；常用的器材有气管插管物品、面罩、简易呼吸囊、洗胃用品、输液器、导尿包、气管切开包、静脉切开包、胸穿包、腹穿包、无菌手套、无菌物品等；常用的急救药品有抗休克药、抗心律失常药、强心药、血管活性药物、中枢兴奋药、镇静镇痛药、解毒药、利尿药、降压药等。

（四）急诊手术室或清创室

位置应与抢救室、外科诊断室相邻，外伤患者视病情进行清创处理，急诊外科危重患者，经抢救和初步处理后，生命体征仍不稳定且可能危及生命者，须在急诊手术室进行急诊手术。

（五）急诊监护室（EICU）

一般设监护床 2~8 张，由专职医护人员对危重患者进行监护，如对患者体温、循环功能、呼吸功能、肝肾功能及脑功能等进行连续监护，发现异常及时处理和抢救。

（六）治疗室

一般设在护士办公室附近，以便为急诊患者进行各种护理操作。根据各医院情况不同，可分为准备室、注射室、输液室、处置室等。

（七）观察室

观察对象为暂时不能确诊、病情危重的患者，或抢救处置后需要进一步住院治疗的患者。观察室床位数一般按全院总床位数的 5% 设置，观察室患者原则上在 3~5 天内离院、转院或收留住院。

（八）隔离室

遇有疑似传染病患者，护士应及时通知专科医生到隔离室内诊治，患者的排泄物要及时处理。凡确诊为传染病的患者，应及时转送入传染病科或传染病院诊治。

（九）辅助科室

与急诊科密切相关的 X 线、B 超、常规化验等检查科室，药房及收费室均应集中在急诊区，以便做到不出急诊区就能完成基本的辅助检查与处置。

第二节　急诊科的人员、设备管理

一、急诊科的人员管理

（一）急诊科人员组成

1. 急诊科（室）人员组成　应选具有 5 年以上临床实践经验的住院或全科医生和具有一定临床经验的护士，并经专门的、系统的培训，具有扎实专业知识、技术熟练、责任心强、服务态度好的医护人员。急诊室护理人员相对固定，各临床科室要选派专人负责急诊工作和急诊值班。

2. 急救领导小组人员组成　医院还应成立急救领导小组，由院长任组长，成员由医务科主任，各大专科主任、急诊科主任或急诊室负责人、护士长等组成，遇有重大抢救任务时负责领导与协调急救工作。

（二）护理人员的素质要求

1. 高尚的思想品德　由于急诊的患者病情危重，患者往往神志不清、昏迷、休克、躁动、呕吐、大小便失禁等，很多人包括有的家属都想吐，因为脏、难闻的气味，不愿靠近患者，作为急诊室护士，不怕脏、不怕累、不怕苦，急病人之所急，视病人如家人，尊重患者、尊重生命，以高度的责任心、科学的精神和道德，全心全意为病人服务。

2. 较强的沟通能力　急诊患者刚入院时，由于疾病的影响及环境的改变，会产生恐惧和不安，护理人员要态度和蔼。理解患者，特别是对一些情绪化的患者要多加注意，主动为其提供服务，与患者或其家属交谈，语言必须礼貌规范。

3. 良好的身体素质　急诊室属特殊的工作环境，护理工作繁琐多样，节奏紧张，患者病情复杂多变，生命垂危，每个医护人员为抢救患者全身心的投入，神经高度紧张，所以，护理人员需要保持身体健康，能经受在紧张抢救护理工作中的磨炼。

4. 丰富的知识，娴熟的急救技术　应具有多专科疾病的医疗护理知识，熟练掌握各项急救技术，熟悉抢救药品的应用，掌握抢救仪器及监护食品设备的性能与使用方法，能判断分析常用的监测数据，在急救护理中能及时、准确、迅速地完成各项护理工作。

5. 团队协作精神　能与科室人员及医院有关部门团结协助。抢救工作是个合作过程，只有通过群体合作，才能产生巨大的力量，取得良好的效果。

（三）急诊科的工作制度

急诊科应严格执行《全国医院工作条例》中有关急诊方面的各项规章制度，并根据条例有关制度的要求结合急诊科工作实际制定适合本部门的工作制度及有关规定。

二、急诊科的设备管理

（一）仪器设备的基本配置

1. 抢救监护仪器设备　除颤仪、心电监护仪、心电图机、心脏起搏器、呼吸机、洗胃机、输液泵、注射泵、简易呼吸囊、洗胃用品、血压计、快速血糖仪、吸引器、血气分析仪、供氧装置、B超机、X线机、护理用具（充气式床垫、升降温机、输液治疗车）等。

2. 手术设备　麻醉机、多功能手术床、无影灯、双极电凝器、显微镜、CO_2激光刀、各类急救手术器械。

3. 出诊车设备　便携式监护仪、便携式氧气筒、吸引器、出诊箱（内放各类急救药品、物品等）。

（二）仪器设备的维护与管理

（1）抢救室的仪器设备管理责任到人，并有定期检查、登记、签名。

（2）医务人员必须经过培训才能使用各种仪器；操作者必须了解仪器性能及操作规程、注意事项，否则不可随便动用；保管人每周进行一次设施、器械的检查，护士每班当面清点交接，发现问题及时请维修工修理，发现遗失，当班护士应立即向科主任、护士长汇报；对陈旧、磨损的设施使用不便，必须报废的，护士长应向保障部申请报废、更新。

（3）建立仪器使用登记本，对贵重仪器使用后应有记载。当班人员负责使用后的清洁及维护，使该仪器处于备用状态。

（4）操作前需检查仪器，使用后全部关闭仪器，键钮复原，套好机罩。

（5）仪器使用时必须有使用记录，运转有故障时，应及时修理；仪器使用后，护士必须及时清洗、浸泡、消毒管道和附件，晾干后经消毒处理后装配并试机，对主机必须用消毒溶液擦拭或熏蒸消毒处理；使用当中发现故障，及时汇报护士长或科主任，同时汇报器械维修工及保障部，并做好登记。

（6）每天交接班必须清点贵重仪器并签名。

（7）每种器械、设施，定人、定期、定地点、定数量管理，保证各种仪器、材料性能良好，并建立仪器档案。

（8）急诊抢救设备一律不外借，使用后要及时归还原处，清理补充，并保持清洁、整齐，以免影响急诊抢救工作。

（9）由专人负责仪器的保养；各种仪器每半年检修一次，并有检修记录。

第三节　急诊预检分诊

一、急诊预检分诊的含义及方法

分诊是指对来院急诊就诊病人进行快速、重点地收集资料，并将资料进行分析、判断，分类、分科，同时按轻、重、缓、急安排就诊顺序，同时登记入册（档），时间一般应在 2～5 分钟内完成。高质量的分诊能使病人得到及时救治，反之，则有可能因延误急救时机而危及生命。所以，做好这项工作对急危重病人的救治成功与否起着至关重要的作用。

（一）病史采集

1. 询问 通过问诊，得到患者的主观资料，即主诉及其相关的伴随症状，了解患者对疾病的感受、心理状态与行为反应及社会情况，与现病史有关的既往史、用药史、过敏史等。应根据病情有目的地进行问诊，以便收集的资料准确完整。

2. 观察 通过眼、耳、鼻、手等感官来收集患者的客观资料，即主要的体征。用眼观察患者的一般状况，如意识、精神状态、面容表情、肤色、体位，以及排泄物和分泌物的色、量、质。用耳辨别身体不同部位发出的声音如呼吸音、咳嗽音、心音、肠鸣音等。用鼻辨别患者发出的特殊气味。用手触摸患者的脉搏以了解其频率、节律及充盈度，触摸疼痛部位以了解疼痛范围和程度，触摸患者的皮肤以了解体温变化等。借助压舌板、手电筒、体温计、血压计、听诊器等进行查体，也可用心电图机、血糖仪等获得相关资料。

3. 查体 时间允许情况下，采用 CRASH PLAN 方案，对患者头、颈、胸、腹、骨盆、脊柱及四肢进行重点查体或系统检查。

（二）分诊方法

临床上将常用分诊方法概括为分诊公式，以方便记忆和应用。常用的有 SOAP 公式、PQRST 公式、CRAMS 评分等。

1. SOAP 公式 S（subjective，主观感受）：收集患者的主观感受资料，包括主诉及伴随症状。

O（objective，客观现象）：收集患者的客观资料，包括体征及异常征象。

A（assess，估计）：对收集的资料做出综合分析，得出初步判断。

P（plan，计划）：依据判断结果进行专科分诊，按轻、重、缓、急有计划地安排就诊。

2. PQRST 公式 适用于疼痛患者的分诊。

P（provoke，诱因）：疼痛发生的诱因、加重与缓解的因素。

Q（quality，性质）：疼痛的性质，如绞痛、钝痛、电击样、刀割样、针刺样、烧灼样等。R（radiate，放射）：有无放射痛，放射的部位。

S（severity，程度）：疼痛的程度，若把无痛到不能忍受的疼痛用 1～10 的数字来比喻，相当于哪个数的程度。

T（time，时间）：疼痛开始、持续、终止的时间。

3. CRAMS 评分 主要采用循环、呼吸、运动、语言等生理变化指标进行简易快速地判断伤情。评分原则是：每项正常为 2 分，轻度异常为 1 分，严重异常为 0 分。总分为 10 分，总分愈高，伤情愈轻。>7 分者，死亡率为 0.15%；<7 分者，死亡率为 62%。CRAMS 分值 9～10 分为轻伤；8～7 分为重伤；≤6 分为极重伤。CRAMS 的

Tri – age标准为≤8分（表3－1）。

表3－1　CRAMS 评分

分值	2	1	0
循环（circulation）	毛细血管充盈正常，收缩压>13.3kPa	毛细血管充盈迟缓，收缩压为11.31/13.17kPa	毛细血管无充盈，收缩压<11.31kPa
收缩压>13.3kPa	收缩压为11.31/13.17 kPa	收缩压<11.31kPa	
呼吸（respiration）	正常	>35 次/分	无自主呼吸
胸、腹压痛（abdomen）	无压痛	胸或腹压痛	连枷胸、板状腹或深穿刺伤
运动（motor）	遵嘱动作	只有疼痛反应	无反应
语言（speech）	回答切题	错乱、语无伦次	发音听不懂或不能发音

（三）病情分类

Ⅰ类：危急症，患者的生命体征极不稳定，如不能得到紧急救治，很快会危及生命，如心脏骤停、休克、昏迷、大出血、严重心律失常、严重的呼吸困难、反复抽搐、急性重度中毒、致命性创伤、大面积烧伤等。

Ⅱ类：急重症，有潜在的危险，病情可能随时急剧变化，需要密切观察和紧急处理，如剧烈胸痛，危重急腹症，突发剧烈头痛，严重创伤、烧伤，严重骨折，高热等。

Ⅲ类：亚紧急，一般急诊，患者生命体征尚稳定，没有严重并发症，如闭合性骨折、小面积烧伤等。

Ⅳ类：非紧急，可等候，也可到门诊诊治，如轻、中度发热，皮疹，皮肤擦伤等。

（四）分诊要求

（1）急诊预检分诊护士必须业务熟练、责任心强。

（2）必须坚守工作岗位，临时因故离开时须由护士长安排能胜任的护士替代。

（3）对来急诊科（室）就诊的患者，预检分诊护士按轻、重、缓、急依次办理分科就诊手续，并做好登记，包括姓名、性别、年龄、职业、接诊时间、初步判断、是否患传染病等项目，书写要规范、清楚。

（4）遇有分诊错误时，应按首诊医师负责制处理，即首诊医生先看再转诊或会诊，护士应做好会诊、转科协调工作。

（5）遇急危重患者时，应立即将其送入绿色通道，实行先抢救后补办手续的原则。

（6）遇成批伤病员时，应对患者进行快速检伤、分类，分流处理，并立即报告上级及有关部门组织抢救。

（7）遇患有或疑患传染病患者时，应将其安排到隔离室就诊。

（8）遇由他人陪送而来的无主患者时，应优先给予分诊处理，同时做好保护工作。神志不清者，应由两个以上的工作人员清点其随身所带的钱物并签名后上交保卫科保存，等亲属到来后归还。

二、急诊预检分诊的功能

（1）经初步评估，根据病情决定优先诊治顺序。对需要抢救的危重患者开放绿色通道，并立即通知有关医师进行急救。病情稳定后再挂号收费。

（2）给予病人初步的救护措施。如止血、吸氧等。

（3）根据病情，优先安排病人进行简单的化验检查，缩短病人就诊时间。

（4）减轻病人和家属的焦虑心情。

（5）保证急诊通道通畅，减少病人等待就诊时间。

（6）解答病人及家属的询问。

（7）遇到暴力事件及时和公安部门联系。

第四节　急诊绿色通道

为充分体现急救工作的安全、畅通、规范、高效，近年来国内外许多医院建立了"急救绿色通道"。急救绿色通道即急救绿色生命安全通道，是指对急危重症患者一律实行优先抢救、优先检查和优先住院的原则，医疗相关手续按病情补办。

一、建立急诊绿色通道的要求

（一）急诊绿色通道的硬件要求

（1）通讯设备方便高效根据地区不同状况，选用对讲机、移动电话、可视电话等通讯设备，设立急诊绿色通道专线，24 小时接收院内、外的急救信息。

（2）流程图指示简捷在急诊大厅设立简明的急诊绿色通道流程图，方便患者及家属快速进入急诊绿色生命通道。

（3）标志清楚醒目急救绿色通道的各个环节，包括预检台、抢救通道、抢救室、急诊手术室、急诊药房、急诊化验室、急诊影像中心、急诊留观室和急诊输液室等均有醒目的标志，一般用绿色或红色的标牌和箭头。

（4）医疗设备齐全，一般应备有可移动的推车或床、输液泵、心电图机、多导监护仪、固定和移动负压吸引设备、除颤仪、心脏起搏泵、气管插管设备、面罩、简易人工呼吸囊及呼吸机等。

（二）急诊绿色通道的人员要求

（1）急诊绿色通道的各个环节 24 小时都有值班人员，随时准备投入抢救，并配备 3～4 名护士协助工作。院内急会诊 10 分钟内到位。

（2）急诊绿色通道的各个环节人员均应能熟练胜任各自的工作，临床人员至少有两年以上的急诊工作经验。

（3）设立急诊绿色通道抢救小组，由医院业务院长领导，包括急诊科主任、护士长和各相关科室领导。

二、急诊绿色通道的收纳范围

需要进入急救绿色通道的病人是指在短时间内发病，所患疾病可能在短时间内（＜6小时）危及病人生命。这些疾病包括但不限于：急性创伤引起的体表开裂出血、开放性骨折、内脏破裂出血、颅脑出血、高压性气胸、眼外伤、气道异物、急性中毒、电击伤及其他可能危及生命的创伤、急性心肌梗死、急性肺水肿、急性肺栓死、大咯血、休克、严重哮喘持续状态、消化道大出血、急性脑血管意外、昏迷、重症酮症酸中毒、甲亢危象、宫外孕大出血、产科大出血、小儿高热惊厥等。各家医院具体把哪些患者纳入急救绿色通道，这与医院的医疗人力资源、医疗技术水平、医疗设备、急救制度、患者结构等因素有关。

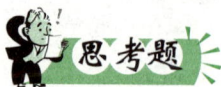

思考题

1. 急诊科应设置哪些部门？

2. 急诊科护士应具备哪些素质？

3. 急诊分诊有哪些技巧？

4. 在分诊过程中护士如何进行资料收集与处理？

5. 何谓急诊绿色通道？建立急诊绿色通道需要哪些硬件要求？

6. 写出 SOAP 公式、PQRST 公式、CRAMS 评分的英文全称。

（周浪舟）

第四章 | 重症监护

第一节　重症监护病房（ICU）的管理

重症监护病房（intensive care unit，ICU）是以救治各类重症及多器官功能衰竭患者为主的诊疗体系。ICU集中必要的仪器和设备，集中多科专家及经过专门训练的护士，对各科急危重症患者集中加强监护、治疗和护理。ICU的抢救水平是衡量一所医院现代化水平的重要标准。

早在19世纪，英国将危重患者集中进行抢救，成立抢救室；1958年，美国建立具有麻醉外科、内科等科室参与的ICU；1982年，北京协和医院设立了第一张ICU床，1984年，正式成立了综合性ICU；1985年，解放军第304医院成立了ICU。

一、ICU 的设置

（一）ICU 模式

依据医院的规模、条件进行设置，目前大致分为以下几种模式。

1. 专科 ICU　一般为临床二级科室所设立的ICU，如心内科ICU（cardiac care unit，CCU）、呼吸内科ICU（respiratory care unit，RCU）等专为收治某个专科危重病员而设立的，多属某个专业科室管理。

2. 部分综合 ICU　介于专科ICU与综合ICU之间，即由医院内较大的一级临床科室设立的CU，如外科ICU（surgical ICU）、内科ICU（medical ICU）、急诊ICU（emergency ICU）等。

3. 综合 ICU　为一独立的临床业务科室，受院部直接管辖，收治医院各科室的危重患者。

目前国内发展趋势以综合ICU和专科ICU为主。

（二）ICU 规模

1. 床位数设置　ICU床位数应根据医院或病区的床位数来设置。一般综合性医院综合ICU床位数应占全院总床位数的1%～2%，一般以8～12张床位较为经济合理，最多12张。发达国家ICU床位数占全院总床位的5%～10%。ICU每张床占地面积不小于20m²，以25m²为宜，也可根据人力、物力、房间条件设置每单元床位数。室温以20～22℃，湿度50%～60%为好。

2. 监护站设置　原则上应该设置在所有病床的中央地区，以稍高出地面、直接观察到所有病床的扇形设计为佳。站内设置中心监护仪、计算机等设备，存放病历夹、医嘱本、治疗本、病情报告本及各种记录表格，是各种监测记录的场所。

3. 人员编制　ICU 为各类危重患者集中的场所，工作量大，治疗手段繁多，操作技术复杂，故对医务人员的配备要明显高于其他科室。一般综合性 ICU 要求医生与床位的比例为（1.5~2）∶1，护士与床位的比例为（3~4）∶1。以 10 张床为例，医生需要 15~20 名，护士需要 30~40 名。

4. 装备　包括监测设备和治疗设备。常用的监测设备有多功能生命体征监测仪、呼吸功能监测装置、血流动力学监测设备、血气分析仪、心电监护仪、心电图机等。影像学监测设备有床边 X 线机、超声设备等。常用的治疗设备有输液泵、注射泵、呼吸机、除颤仪、临时心脏起搏器、主动脉内球囊反搏装置、血液净化装置等。病床床头前安置氧气、负压吸引器等管道装置，输液导管有升降功能，自来水开关有自动感应功能等。

主动脉内球囊反搏装置主要用于治疗心源性休克、心脏手术后低心排出量等需要辅助循环者。将带有气囊的导管通过股动脉插到降主动脉，在心室舒张时将气囊快速充盈，增加升主动脉的舒张压，使舒张期冠状动脉血流增加。心室收缩时，将气囊内气体排空，左心室射血阻力下降，心排血量增加，心肌耗氧量减少。

二、ICU 的管理

（一）基本功能

综合性 ICU 应该具备以下功能：①心肺复苏；②呼吸道管理及氧疗；③持续生命体征监测和有创血流动力学监测；④紧急心脏临时起搏；⑤快速检测各种化验结果；⑥较长时间支持各脏器功能；⑦全肠道外静脉营养支持；⑧转送患者过程中有生命支持的能力。

（二）服务对象

ICU 服务对象包括临床各科的危重患者，这些患者往往病情危重，危及生命，需要特别监护和治疗，且有可能恢复健康。

ICU 收治的适应证：①有严重并发症的心肌梗死、严重的心律失常、急性心力衰竭、不稳定型心绞痛患者；②各种类型的休克、循环衰竭、弥散性血管内凝血（DIC）者；③严重创伤、大手术、心肺脑复苏者；④各种器官功能衰竭患者；⑤水、电解质、渗透压和酸碱严重失衡的患者；⑥各种中毒和意外伤害者；⑦严重的代谢障碍性疾病，如甲状腺、肾上腺和垂体等内分泌危象病人；⑧脏器移植术后及其他需要加强护理者。

不属于 ICU 收治的范围有：①脑死亡患者；②急性传染病患者；③无急性症状的慢性疾病、无望或某种原因放弃治疗者；④癌症晚期患者；⑤老龄自然死亡过程。

（三）组织领导

ICU 实行院长领导下的科主任负责制。科主任负责科内全面工作，定期查房和主持抢救任务。医生的配备采取固定与轮转相结合的形式。护士长负责监护室的管理工作，包括安排护理人员工作、检查护理质量、监督医嘱执行情况及护理文书书写等情况。

护士是 ICU 的主体，承担着监测、护理、治疗等任务，能进行 24 小时观察和最直接得到病人第一手临床资料的只有护士。

（四）ICU 护士素质

ICU 危急患者多，随时可能发生危及生命的病情变化，护士与患者密切接触，如果能够及时、准确地判断和处理，就可能在几秒、几分钟内挽救患者的生命。ICU 护士必须具备良好的素质。

（1）工作责任心强，理论知识全面，熟练掌握循环、呼吸、肾脏等重要系统和脏器的生理、病理基础知识及内、外、急诊科常见急危重症疾病的护理知识。

（2）善于独立思考，对病情观察细致。

（3）护理技术娴熟，掌握各种急救技术、急救药物的应用及监护技术。

（4）反应灵敏，紧急情况下能与医生密切配合，准确实施心肺复苏术、气管插管术、电除颤术等，熟悉急救设备如简易呼吸气囊、呼吸机、输液泵、注射泵等的使用。

第二节　危重患者监护

利用先进的、精密的医疗设备，对急危重症病人进行多方面的监测，并根据所得到的资料，进行综合分析，从而达到挽救生命，治愈疾病的目的。持续生命体重监测，对那些危及病人生命现象能够及早发现早期干预，可以有效地防止意外事件发生。

一、ICU 患者的接诊

ICU 收治对象主要来自院内住院病人，少数来自急诊科。拟转入 ICU 病人，应由病人所在科室医师书面或电话向 ICU 提出会诊申请，经 ICU 医师会诊，明确病人主要病情，转入 ICU 主要，需要监护治疗主要问题后，再由 ICU 医师做出决定。病人转入ICU 后，应常规下病危通知书，医生要向病人家属和单位领导交待病情，以取得其理解与配合。

二、ICU 监护内容

临床上监护的内容很多，按照应用的顺序依次为心率、心电图、动脉血压、体温、脉搏、氧饱和度、中心静脉压、血常规、血浆电解质、动脉血气、肝肾功能、肺毛细血管楔压、心排血量等 20 余项。根据不同的病种和病情的严重程度，选择适宜的监测指标，对减轻病人的经济负担、减少不必要的浪费十分必要。临床上一般将监测分为三级。

（一）一级监测

（1）连续监测心电图，直接动脉血压或间接动脉血压，每 2 ~ 4 小时测一次中心静脉压（central venous pressure，CVP）和（或）肺毛细血管楔压（pulmonary capillary wedge pressure，PCWP），每 8 小时测心排血量。

（2）每小时测呼吸频率，每 4 ~ 6 小时查动脉血气，连续监测 SpO_2。行机械通气治疗时，应显示潮气量（tidal volume，VT）、肺活量（vital capacity，VC）、吸入氧浓度（fraction of inspire oxygen，FiO_2）及气管内压力等。

（3）测每小时尿量及比重，每 4～6 小时总结一次出入量平衡情况。

（4）每 12 小时查血糖、血浆电解质及血细胞比容，每日检查血常规、BUN 和血肌酐。胸部 X 线根据情况，随时采用。

（5）每 4～6 小时测一次体温，必要时可连续监测。

（二）二级监测

（1）连续监测心电图，每 1～2 小时测血压一次，每 2～4 小时测一次中心静脉压。

（2）每小时测呼吸频率，每 8 小时查动脉血气，呼吸机治疗者，应随时查。连续监测 VT、VC 及气管内压力。

（3）测 2 小时尿量及比重，每 8 小时总结一次出入量平衡情况。

（4）每 8 小时测一次体温。

（5）每日查血常规和尿常规、血糖、血浆电解质、BUN。胸部 X 线根据情况，必要时选用。

（三）三级监测

（1）连续监测心电图，每 1～2 小时测血压一次。

（2）每 1～2 小时测呼吸频率，每日查动脉血气。

（3）监测尿量，每 8～12 小时查尿量及比重，每 24 小时总结出入水量平衡。

（4）每 8 小时测一次体温。

（5）每天查血、尿常规，血浆电解质及血糖，必要时查肝、肾功能及胸部 X 线。

监测的分级是人为划分的，监测的项目应根据具体情况而随时变化，尤其是重症病人，病情变化快，监测的项目应随时调整，不可一成不变，危重病病人常涉及许多器官功能，但主要是呼吸和循环功能。因此，对呼吸和循环功能的监测更为重要。

三、ICU 护理要点

（一）加强临床护理

（1）眼的保护。眼睑不能自行闭合的病人，为了防止角膜干燥而发生溃疡并发结膜炎，可涂上金霉素、红霉素眼药膏或盖凡士林纱布以保护角膜。

（2）口腔护理。根据病情需要决定口腔护理的次数。

（3）做好皮肤护理，防止褥疮。

（4）恢复功能锻炼。酌情决定每日锻炼次数，如给患者作肢体被动活动（伸屈、内展、外旋等），并作按摩，促进血液循环，帮助恢复功能。

（二）保持呼吸道通畅

让昏迷者头侧向一边，并经常帮助吸痰，以防止分泌物阻塞咽喉部而导致窒息。

（三）补充营养水分，及时纠正水与电解质紊乱

危重病人分解代谢增加，机体消耗大，需及时补充营养、水分以保持水与电解质的平衡。

（四）保持大小便通畅

如发生尿潴留，可采取帮助病人排尿的方法（暗示、温水冲洗、按摩、热水敷等），必要时，在无菌操作下导尿。保留导尿管通畅，定时更换集尿袋、导尿管。每日2次导尿管护理。如大便干结，可口服石蜡油或帮助清洁灌肠，若仍无效，可帮助挖出大便。

（五）注意安全

对烦躁不安、谵妄病人，要用压束带；牙关紧闭者用缠有纱布的压舌板放在上下臼齿之间。

（六）保持各种导管通畅、稳固

如补液管、导尿管、各种引流管放置要妥当，固定牢固，并保持通畅。

（七）实施心理护理

积极消除疾病和环境对病人的不良影响。根据病人的心理反应和需要，通过多途径探索病人的心理状态。护士应仔细观察，针对不同的心理反应、情绪变化给予相应的心理护理，树立战胜疾病的信心。

此外，要密切观察生命体征变化，随时记录动态变化，并做好口头、书面交班。

第三节　监护技术

临床上常用的监测项目有20多项，合理地应用监测技术对减轻患者经济负担，指导治疗均十分重要，是ICU护士必备的基本技能。

一、体温监测的内容

体温监测是临床各科患者的常规监测项目之一。对危重患者进行体温监测，对于疾病的诊断、治疗及转归有重要的指导意义，对体外循环的患者有助于了解降温和复温的程度。

（一）测温方法

1. 玻璃内汞温度计　临床上最常用。缺点是准确性差，易碎，测量费时且不易读取。

2. 电测温度计　常用于危重患者的体温监测，尤其对监测皮肤及中心温度有参考价值。测量探头可置于身体不同部位，并逐渐发展至一次性使用，以防止交叉感染。

（二）测温部位

测温部位可分为中心和体表两部分，机体内部温度为中心温度，体表温度为外周温度。机体内部因血液循环丰富，受外界环境影响小，测温准确可靠。体表各部位温差较大，取其平均值有临床意义。

1. 直肠温度　体温计插入肛门深部，小儿2～3cm，成人5～10cm。临床应用较多，缺点是易受粪便影响，且当体温改变迅速时，直肠温度反应较慢，尤其在体外循环降温和复温过程中，存在明显的温度滞后现象。

2. 食管温度 将测温电极放在咽喉部或食管下 1/3，位置邻近心房，反映心脏或主动脉血液温度，用于人工降温、复温的温度监测，但不易测量。

3. 鼻咽温度 将测温探头插到鼻咽部或鼻腔顶部，该部位接近颅底，可间接反映脑部温度。

4. 耳鼓膜温度 鼓膜血运丰富，位置与下丘脑体温调节中枢接近，是目前测量中心温度最准确的部位。将测温探头置于外耳道内鼓膜上，所测温度与脑部温度相近。目前已有柔韧性极好的测温探头，避免了外耳道和鼓膜的损伤。

5. 口腔温度 将温度计置于舌下测得。测温时张口呼吸、测温前冷热饮食可影响测温效果。危重患者需连续监测或昏迷不能合作者不适用。

6. 腋窝温度 腋窝温度是常用监测体温部位。上臂紧贴胸壁使腋窝形成人工体腔，将探头置于腋动脉部位，测得温度接近中心温度。腋窝测温方便、患者无任何不适，测温比较稳定。

（三）测温的临床意义

人体的体温是由大脑皮质和下丘脑体温调节中枢，通过神经、体液因素调节产热和散热过程，保持产热和散热的动态平衡。当人体处于热环境时，通过出汗和血管扩张以加速散热；在冷环境中，则通过肌肉收缩和代谢增加而产热。

1. 正常体温 随测量部位的不同而异。腋下温度为 36 ~ 37℃，口腔温度为 36.3 ~ 37.2℃，直肠温度为 36.5 ~ 37.5℃。体温随年龄、昼夜、性别、情绪、运动、进食、沐浴等因素出现生理性变化，但波动范围一般不超过 1℃。

2. 体温升高的分级 按体温升高的程度分为：低热 37.5 ~ 38℃；中等度热 38.1 ~ 39℃；高热 39.1 ~ 41℃；超高热 41℃ 以上。

3. 外周温度与中心温度差 测温电极置于鼻咽部、食管、直肠所测温度为中心温度。大腿内侧皮肤温度与平均皮肤温度非常接近，将皮肤测温探头置于大腿内侧，所测温度为外周温度。体温监护设备有 2 个插孔，分别监测中心温度与外周温度，以显示温差。正常情况下温差小于 2℃。

外周温度与中心温度差是反映外周循环灌流是否改善的有价值的指标。患者处于严重休克时，温差增大；经采取有效措施治疗后，温差减少，提示病情好转，外周循环改善。

（四）注意事项

（1）监测过程中，注意测温探头位置准确，保持皮肤测温探头与皮肤紧密接触。

（2）观察温度变化幅度及伴随的症状，如：面色潮红、皮肤湿冷、苍白、末梢发绀等。

二、心血管功能监测

心血管功能监测（monitoring of cardiovascular function）是反映心脏、血管、血液、组织的氧供氧耗等方面的功能指标。一般可将心血管功能监测分为无创性和有创性两大类。无创性血流动力学监测，是应用对机体没有机械损伤的方法，经皮肤或黏膜等获得有关心血管功能的各项参数，如无创动脉血压监测已成为常用的监测手段。有创的血流动力学监测是指经体表插入各种导管或监测探头到心脏和（或）血管腔内，利用各种监测装置直接测定心血管功能参数，如中心静脉压监测、有创血压监测、漂浮导管等。

（一）心率监测

1. 正常值 正常成人安静时心率（heart rate，HR）60～100 次/分，随着年龄的增长而变化。小儿心率较快，老年人心率较慢。多功能生命体征监测仪均有心率的视听装置，可通过心电图和脉搏搏动而得到，可在监测屏幕上显示数字并有声响。可根据患者病情设置心率报警上、下限。

2. 临床意义

（1）判断心输出量心率对心排血量有很大的影响 心输出量（CO）= 每搏输出量（SV）×心率（HR）。在一定的范围内，心率增加，心排血量会增加。当心率超过160次/分时，由于心室舒张期缩短，心室充盈不足，每搏输出量减少，而使心排血量减少。心率低于 50 次/分，尽管心室充盈时间增加，每搏输出量增加，但心输出量减少。

（2）计算休克指数（shock index，SI） 失血性休克时，心率改变最敏感，心率增快多在血压下降前发生，SI = HR/SBp。SI = 0.5，表明血容量正常；SI = 1，提示失血量占血容量的 20%～30%；SI > 1 时，提示失血量占血容量的 30%～50%。

（3）估计心肌耗氧（MVO_2） 心肌耗氧与心率的快慢密切相关。心率的快慢与MVO_2呈正相关。心率与收缩压的乘积（rate pressure product，Rpp）反映了心肌耗氧情况。Rpp = SBp×HR。正常值应小于 12 000，若大于 12 000 提示心肌负荷增加，心肌氧耗增加。

（二）动脉压监测

动脉压（arterial blood pressure，Bp），即血压，是最基本的心血管监测项目。影响动脉压的因素包括心排血量、外周血管阻力、血容量、血管壁弹性、血液黏滞度等。血压能够反映心室后负荷、心肌耗氧及周围血管阻力。血压的监测方法分为两类：无创血压测量法和有创血压测量法。

1. 无创血压监测 无创血压监测分为手动测压法和自动间断测压法。

（1）手动测压法 为经典的血压测量方法，即袖套测压法。用手法控制袖套充气，压迫周围动脉（常用肱动脉）间断测压。

（2）自动测压法 是 ICU 和临床麻醉使用最广的血压监测方法，它克服了手动测压法的缺点，是现代心血管监测史上重大的突破之一。目前最普遍使用的是自动间断测压法，又称自动无创伤性测压法（automated noninvasive blood pressure，NIBP）。主要是采用振荡技术，即在上臂缚上袖套，用特制气泵自动控制袖套充气，测压仪内装有压力换能器、充气泵和微机，可定时（5min、10min、15min、30min、60min）使袖套自动充气或放气，测压仪自动显示收缩压、舒张压、平均动脉压和脉率。可根据患者不同年龄，选择不同型号的袖袋。

无创血压监测优点：①无创伤性，重复性好；②操作简便，易于掌握；③适应证广，包括不同年龄、各种手术、高血压患者及估计血压波动较大者；④自动化血压监测，按需定时测压，省时、省力。

缺点：①不能连续监测，不能反映每一心动周期的血压，不能显示动脉波形；②低温时外周血管收缩，低血压时，均影响测量的结果；③自动测压法，测压间隔时间较短，测压时间较长，可发生上肢神经缺血、麻木等并发症。

2. 有创血压测量 有创血压测量是一种经动脉穿刺插管后直接测量血压的方法，也是 ICU 中最常用的监测血压方法之一。它可以反映每一心动周期内的收缩压、舒张压和平均动脉压，通过动脉压的波形，初步判断心脏功能。

（1）测压途径及方法 首选桡动脉，位置表浅、相对固定，易穿刺成功和管理方便。选用桡动脉进行穿刺置管，接上测压管道系统，用肝素稀释液冲洗动脉套管以防止凝血，保持管道通畅，将测压管道系统与压力监测仪相连，即可显示动脉压力的数值和（或）动脉压波形。

（2）注意事项 ①直接测压与间接测压之间有一定的差异，直接测压的数值一般比间接法略高出 0.66～2.66kPa（5～20mmHg）；②用肝素稀释液冲洗动脉套管以防止凝血，保持管道通畅；③换能器的高度应与心脏在同一水平；④不同部位的动脉压差。仰卧位时，从主动脉到远心端的周围动脉，收缩压依次升高，而舒张压逐渐降低，如足背动脉的收缩压较桡动脉高而舒张压较低。

优点：①对于血管痉挛、休克、体外循环转流患者测量结果可靠。②能连续监测动脉压。

缺点：具有创伤性，可发生局部血肿、血栓形成等并发症，故应从严掌握指征，熟悉穿刺技术和测压操作。

3. 血压监测的临床意义

（1）收缩压（SBp） 反映心肌收缩力和心排血量，其重要性在于克服各脏器的临界关闭压，保证脏器的供血。

（2）舒张压（DBp） 主要与冠状动脉血流有关，其重要性在于维持冠状动脉灌注压（CPP）。CPP = DBp － LVEDP（左心室舒张终末压）。

（3）平均动脉压（MAP） 是心动周期的平均血压。MAP = DBp + 1/3 脉压 = DBp + 1/3（SBp － DBp）。MAP 与心排血量和体循环血管阻力有关。MAP = CO（心排血量）×SVR（体循环血管阻力），是反映脏器组织灌注是否良好的指标之一。MAP 正常值为 7.98～13.3kPa（60～100mmHg），受 SBp 和 DBp 双重影响。

（三）中心静脉压监测

中心静脉压（central venous pressure，CVP）是指胸腔内上、下腔静脉的压力。经皮穿刺监测中心静脉压，主要经颈内静脉或锁骨下静脉，将导管插至上腔静脉，是反映右心前负荷和血容量的指标。CVP 由四种压力组成：①右心室充盈压；②静脉内壁压力即静脉内血容量；③作用于静脉外壁的压力，即静脉收缩压和张力；④静脉毛细血管压。在临床麻醉和 ICU 中，CVP 结合其他心功能指标对评估患者右心功能和血容量变化有很高的参考价值。

1. 适应证

（1）各类大中手术，尤其是心血管、颅脑和胸部的大手术。

（2）重症休克病人的手术或抢救。

（3）脱水、失血和血容量不足。

（4）需要大量静脉输血、输液的患者。

（5）右心功能不全。

（6）需要完全胃肠外营养治疗者。

2. 测量方法　经皮穿刺测量中心静脉压，主要经颈内静脉或锁骨下静脉，将中心静脉导管插至上腔静脉，也可经股静脉用较长导管插至胸腔内下腔静脉。

将刻有厘米水柱的标尺固定在输液架上，标尺零度对准腋中线右心房水平。中心静脉导管外接三通管，一端与输液器相连，一端与连接管相连，连接管内充满液体，排除空气。阻断输液器，即可测 CVP（图 4 - 1）。CVP 高低，主要反映右心室前负荷和血容量。

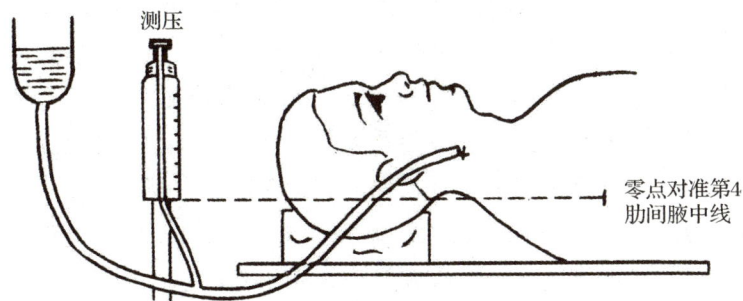

测压

零点对准第4
肋间腋中线

图 4 - 1　测量 CVP 的简易装置示意图

3. 正常值及临床意义　正常值 $0.49 \sim 1.18kPa$（$5 \sim 12cmH_2O$）。$< 0.20 \sim 0.49kPa$（$2 \sim 5cmH_2O$），提示右心房充盈欠佳或血容量不足，需要快速补液；$> 1.47 \sim 1.96kPa$（$15 \sim 20cmH_2O$），提示右心功能不全或血容量超负荷，需采取强心、利尿等措施。CVP 监测是反映右心功能的间接指标，对了解循环血量和右心功能具有十分重要的临床意义，对临床指导治疗具有重要的参考价值。

4. 注意事项

（1）判断中心静脉导管插入胸腔内上、下腔静脉或右心房无误。

（2）刻度尺零点置于第 4 肋间右房水平。

（3）确保静脉内导管和测压管道系统无凝血、空气及扭曲。

（4）测压时保证测压管道通畅。

（5）严格无菌操作。

5. 影响 CVP 的因素

（1）病理因素　CVP 升高见于右心及全心衰竭、房颤、肺梗死、支气管痉挛、输血及输液过量、纵隔压迫、张力性气胸及血胸、各种慢性肺部疾患、心包填塞、缩窄性心包炎、导致腹内压升高的各种疾病等。CVP降低见于失血引起的低血容量、脱水、周围血管张力减退等。

（2）神经因素　交感神经兴奋，导致静脉张力升高，体内儿茶酚胺、抗利尿激素、肾素和醛固酮等分泌升高，均可引起CVP不同程度升高。低压感受器作用增强，使血容量相对减少和回心血量不足，会导致CVP降低。

（3）药物因素　快速补液，应用去甲肾上腺素等缩血管药物可使CVP升高；用血管扩张药或右心功能较差患者应用洋地黄改善心功能后可使CVP降低。

（4）麻醉插管和机械通气　麻醉浅和气管插管时，随动脉压升高CVP升高；机械通气时胸内压升高，CVP升高。

（5）其他因素如缺氧、肺血管收缩、肺动脉高压、应用PEEP呼吸模式及肺水肿时，CVP升高。

6. 并发症及防治

（1）感染　中心静脉置管感染率为2%～10%。在操作过程中应严格遵守无菌技术，每天75%乙醇溶液擦拭创口处，更换敷料和用肝素液冲洗导管。

（2）出血和血肿　颈内静脉穿刺时，穿刺点或进针方向偏向内侧时，易穿破颈动脉，进针太深可能穿破椎动脉和锁骨下动脉，在颈部形成血肿，肝素化后或凝血功能不全的患者更易发生。因此，穿刺前应熟悉局部解剖，掌握穿刺要点，一旦误入动脉，应作局部压迫，对肝素化患者，更应延长局部压迫时间。

（3）其他　包括气胸、血胸、气栓、血栓、神经和淋巴管损伤等。必须加强预防措施，熟悉解剖，认真操作，一旦出现并发症，应积极治疗。

（四）肺动脉压监测

1. 基本原理　在心室舒张末期，主动脉瓣、肺动脉瓣关闭，二尖瓣开放，因此在肺动脉瓣和主动脉瓣之间形成一个密闭的液流内腔，如肺血管阻力正常，则左心室舒张末压（LVEDP）、肺动脉舒张压（PADP）、肺动脉楔压（PAWP）和肺毛细血管楔压（PCWP）近似相等。LVEDP可代表左心室前负荷，故监测PAWP可间接用于监测左心功能。

2. 适应证

（1）急性呼吸窘迫综合征并发左心衰竭的诊治。

（2）低血容量性休克患者的扩容监测。

（3）指导和评价血管活性药物的治疗效果。

（4）判断心源性肺水肿。正常时血浆胶体渗透压（COP）与AWP之差为1.33～2.40kPa（10～18mmHg），当差值为0.53～1.06kPa（4～8mmHg），有可能发生肺水肿；当小于0.53kPa（4mmHg），不可避免地发生肺水肿。

3. 插管方法　选用不同规格的Swan－Ganz漂浮导管，经外周深静脉，通常选择右侧颈内静脉，插入右心和肺动脉进行床旁心脏和肺血管压力和心输出量等参数的测定。导管由静脉插入经上腔或下腔静脉，通过右房、右室、肺动脉主干和左或右肺动脉分支，直至肺小动脉。在肺动脉主干测得的压力为肺动脉压（pulmonary arterial pressure，PAP）。在肺小动脉楔入的部位测得的压力为肺小动脉楔压（pulmonary artery wedge pressure，PAWP），又称肺毛细血管楔压（PCWP）。PAP 和 PAWP 是反映左心前负荷和右心后负荷的指标。

4. 监测指标 从 Swan－Ganz 导管直接获得的指标有：右心房压（RAP）、肺动脉压（PAP）、肺毛细血管楔压（PCWP）和心排血量（CO）。其正常值范围 RAP 为 0.133～1.33kPa（1～10mmHg），PAP 2.0～2.94/0.67～2.0kPa（15～30/5～15mmHg），PCWP 0.67～2.0kPa（5～15mmHg）。

5. 注意事项

（1）并发症 漂浮导管是一种有创性检查，有可能发生严重并发症。导管顶端刺激心内膜引起心律失常；导管反复多次使用，弹性消失导致气囊破裂；血栓形成和栓塞、肺栓塞、肺出血和肺动脉破裂及感染等，故应严密观察病情变化，发现异常及时采取有效措施。

（2）置管时限 一般漂浮导管留置时间为 3～5 天，最佳留置时间为 48～72h。如出现血栓性静脉炎或栓塞时应及早拔除导管。

（3）保持留置导管期间管道通畅，每小时及每次测血流动力学数据时冲洗管腔 1 次。

6. 临床意义

（1）评估左右心室动能 正常情况下，PAWP 高于 LAP 0.13～0.26kPa（1～2mmHg），在无肺及二尖瓣病变时，PAWP≈LAP≈LVEDP，因此 PAWP 可反映左心室前负荷和右心室后负荷。

（2）指导治疗 为补液扩容，应用强心药物、血管活性药物提供依据，同时判断治疗效果和预后。

（3）选择最佳呼吸末正压（PEEP） 呼吸末正压使胸腔内压力增大，影响静脉回心血量，进而影响到心功能。

三、脑功能监测

中枢神经系统是人体意识行为的控制系统，其结构与功能复杂，因此，脑功能检测具有重要意义，尤其对昏迷患者更为重要。

（一）昏迷指数测定

临床上采用国际通用的格拉斯哥（Glasgow）昏迷分级，简称昏迷指数法。它将颅脑损伤后刺激患者的睁眼反应、语言行为反应及运动反应分别列表记分，以其总分判断病情的严重性。15 分为正常，8 分以下为昏迷。Glasgow 昏迷评分法见表 4－1。昏迷指数监测能较客观地反映颅脑损伤的严重程度。

表 4 – 1　Glasgow 昏迷评分法

睁眼反应	语言反应	运动反应
能自行睁眼　4 分	能对答，定向正确　5 分	能按吩咐完成动作　6 分
呼之能睁眼　3 分	能对答，定向有误　4 分	刺痛时能定位，手举向疼痛部位　5 分
刺痛能睁眼　2 分	胡言乱语，不能对答　3 分	刺痛时肢体能回缩　4 分
不能睁眼　1 分	仅能发音，无语言　2 分	刺痛时双上肢呈过度屈曲　3 分
	不能发音 1 分	刺痛时四肢呈过度伸展　2 分
		刺痛时肢体松弛，无动作　1 分

（二）颅内压监测

颅内压监测是应用微型压力传感器将颅内压力转换为电能，用记录器描记，以便对颅内压力进行观察，常用于急性颅脑损伤的患者。持续颅内压监测，是观察颅脑损伤危重患者的一项重要指标，颅内压的改变可在颅内疾患出现症状之前出现。

1. 测压方法

（1）脑室内测压　经颅骨钻孔后，将硅胶导管插入侧脑室，然后连接换能器，再接上监护仪即可测试颅内压。该法测压准确可靠，可引流脑脊液，降低颅内压，但有感染的危险。

（2）硬膜外测压　将传感器置于硬膜与颅骨之间，避免压迫过紧或过松，以免读数不准，一般比脑室内测压高 0.13 ~ 0.39kPa（1 ~ 3mmHg）。此法感染较少，可长期监测。

（3）腰部蛛网膜下隙测压　即腰椎穿刺法，此法操作简单，但颅内高压时不能应用此法。如颅内高压时，同时存在脑室与蛛网膜下隙间阻塞，测出的压力不能代表颅内压。

（4）纤维光导颅内压监测　颅骨钻孔后，将传感器探头以水平位插入 2cm，放入硬脑膜外。此法操作简单，可连续监测，活动时对压力影响不大，临床常使用。

2. 颅内压力的分级　颅内压持续超过 1.0kPa（15mmHg），称为颅内压增高。为方便临床观察，将颅内压力划分为四级：正常成人平卧时颅内压为 1.33 ~ 2.0kPa（10 ~ 15mmHg），轻度增高为 2.0 ~ 2.66kPa（15 ~ 20mmHg），中度增高为 2.66 ~ 5.32kPa（20 ~ 40mmHg），重度增高为 > 5.32kPa（40mmHg）。国际上多采用 2.66kPa（20mmHg）作为需降颅压治疗临界值。

3. 影响颅内压因素

（1）动脉血二氧化碳分压（$PaCO_2$）　脑血管反应不受 CO_2 直接影响，而是通过脑血管周围细胞外液 pH 的变化而产生作用。$PaCO_2$ 下降时，pH 升高，脑血流量减少，颅内压下降；$PaCO_2$ 增高时，pH 下降，脑血流量增加，颅内压增高。脑外科手术时，常用过度通气以降低颅内压。但 $PaCO_2$ 过低，脑血流量太少，可引起脑组织缺血缺氧，导致脑水肿，加重脑损害。

（2）动脉血氧分压（PaO_2）　PaO_2 在 7.98 ~ 39.9kPa（60 ~ 300mmHg）范围变动时，脑血流量和颅内压基本不变。PaO_2 低于 6.65kPa（50mmHg）时，脑血流量明显增

加，颅内压增高。长期低氧血症，伴有脑水肿，即使提高 PaO_2，颅内压也不易恢复正常。

（3）血压 动脉压在 6.65～19.95kPa（50～150mmHg）波动时，依赖脑血管的自动调节机制，颅内压不变，超过这一范围，颅内压将随着血压的升高或降低呈平行改变。

（4）中心静脉压 胸内压和中心静脉压对颅内压有重要影响，这两项压力升高均可逆向影响脑静脉，使静脉回流障碍，颅内压升高。因此，咳嗽、喷嚏均可使颅内压升高；颈静脉受压，也能使颅内压升高。

（5）其他方面影响 颅内压与体温高低有关，体温每降低 1℃，颅内压下降 5.5%～6.7%；某些使脑血管扩张的药物如氯胺酮，可使脑血流量增加，颅内压升高；甘露醇等渗透性利尿药使脑细胞脱水，可使颅内压降低。

4. 临床意义

（1）尽早发现颅内压变化，及时做出降压处理，避免脑干受到继发性损害。

（2）指导治疗。颅内压监测有助于观察降压效果，客观评价各种降压措施，并作针对性治疗。

（3）判断预后。如颅内压持续大于 5.32kPa（40mmHg），提示预后不良。

四、呼吸功能监测

呼吸功能监测的主要目的是评价患者的呼吸功能状态，诊断呼吸功能障碍的类型和严重程度，评价呼吸治疗的有效性。

（一）呼吸运动观察

呼吸运动是在中枢神经系统的调节下，主要依靠胸腹部呼吸肌的运动，引起胸廓的扩大和缩小，有节律地产生呼气与吸气动作。病理状况下，呼吸运动的频率和节律可发生改变。

1. 呼吸频率 是呼吸功能最简单的基本的监测项目，可通过目测，也可通过仪器测定。正常成年人呼吸频率为 10～18 次/分。小儿年龄越小，呼吸频率越快，1 岁时呼吸频率为 25 次/分，新生儿为 40 次/分。呼吸频率的增快或减慢，均提示可能发生呼吸功能障碍。

2. 常见的异常呼吸类型

（1）紧促式呼吸 见于胸膜炎、胸腔肿瘤、肋骨骨折、胸背部剧烈扭伤、颈胸椎疾病引起疼痛者。特点是呼吸运动浅促而带有弹性。

（2）深浅不规则呼吸 多见于周围循环衰竭、脑膜炎或各种病因引起的神志丧失者。特点是呼吸深浅不规则。

（3）蝉鸣样呼吸 发生于会厌部阻塞，为上呼吸道梗阻，吸气时发生高音调啼鸣音，并有吸气性呼吸困难和"三凹征"。

（4）鼾音性呼吸 主要因上呼吸道有大量分泌物潴留所致，见于昏迷或咳嗽反射无力患者。

（5）哮喘性呼吸　见于哮喘、肺气肿及其他喉部以下有阻塞者。特点是呼气期较吸气期延长，并带有哮鸣音。

（6）叹息式呼吸　见于癔症、过度疲劳、肺结核、周围循环衰竭等患者。

（7）点头样呼吸　见于垂死患者。吸气时，胸锁乳突肌收缩，下颌上移；呼气时，下颌重返原位，类似点头样。

（8）潮式呼吸　在阵发性的急促深呼吸后，出现一段呼吸暂停时间，且反复交替出现。一般每次周期历时 30～70s。见于脑炎、颅内压增高、肾衰竭等垂危患者。

（9）Biot 呼吸　又称间歇呼吸，一次或多次强呼吸继以长时间呼吸暂停，之后又出现第二次这样的呼吸。周期持续时间变化约 10s～1min。

（二）呼吸功能测定

1. 潮气量（tidal volume，VT）　即每次吸入或呼出的气量，成人静息状态的潮气量为 500ml。床边监测多用呼气流量表或呼吸监测仪，先测定每分钟通气量，除以呼吸频率即得潮气量。VT 反映人体静息状态下的通气功能。潮气量增大多见于中枢神经系统疾病、酸血症所致的过度通气。潮气量减少多见于间质性肺炎、肺纤维化、肺梗死、肺淤血等。

2. 肺活量（vital capacity，VC）　即最大吸气之后缓慢呼出的最大气量。反映肺每次通气的最大能力，即肺和胸廓最大扩张和收缩的幅度。肺活量可用呼气流量表、呼吸监护仪或肺活量计在床边测定。正常肺活量为 30～70ml/kg。临床上 VC＜15ml/kg，为气管插管或气管造口应用呼吸机指征；VC＞15ml/kg，为撤掉呼吸机的指标之一。临床上任何引起肺实质损害的疾病，胸廓活动度减低，膈肌动度减低，膈肌活动受限制或肺活动受限的疾病均可使肺活量降低。

3. 分钟通气量（minute ventilation，V）　在静止状态下，每分钟呼出或吸入的气量，是 VT 与 RR 的乘积，正常值 6～8L/min，是肺通气功能最常用的测定项目之一，用肺量计测定。成人 V＞10～12Umin，为通气过度；V＜3～4L/min，为通气不足。

4. 分钟肺泡通气量（alveolar ventilation，VA）　在静息状态下，每分钟吸入气量中能到达肺泡进行气体交换的有效通气量。反映肺真正的气体交换量。VA 的正常值为 70ml/s。可通过潮气量减去生理性死腔量的差再乘以呼吸频率求得：VA =（VT － VD）×RR。

5. 最大通气量（maximal voluntary ventilation，MVV）　单位时间内患者尽力所能吸入或呼出的最大气量。让患者在 15s 内作最大最快的深呼吸，用肺量计测通气量，正常成年男性每分钟为 104L，女性为 82.5L，是通气功能中较有价值的指标。

6. 时间肺活量（time vital capacity，TVC）　亦称为用力呼气量（FEV）或用力肺活量（FVC），为深吸气后再用最快的速度、最大的气力呼气，所能呼出的全部气量。可用肺量计测定 1s、2s、3s 的呼气绝对值。正常值分别为 1s 量（FEV1.0）2.83L，2s 量（FEV2.0）3.30L，3s 量（FEV3.0）3.41L，或 1s、2s、3s 呼气率（FEV%）即占 VC 的百分比，1s 率（FEV1.0% 或 FEV1% VC）88%，2s 率（FEV2.0010）96%，3s 率（FEV3.0%）99%。其中 FEV1.0% 或 FEV1% VC 意义最

大。主要用来判断较大气道的阻塞性病变如肺气肿、支气管哮喘等。

7. 生理无效腔（VD）　即解剖无效腔＋肺泡无效腔。解剖无效腔是指口、鼻、气管和细支气管这一段呼吸道。肺泡无效腔是指一部分在肺泡中未能与血液发生气体交换的空间。正常情况下二者基本相等，疾病时生理性死腔量可增大。

（三）脉搏氧饱和度（pulse oxygen saturation，SpO_2）监测

SpO_2是利用脉搏氧饱和度仪经皮测得的动脉血氧饱和度值。是临床常用的评价氧合功能的指标，是麻醉和 ICU 常规监测项目之一，亦称为第五生命体征监测。临床上SpO_2与SaO_2有显著的相关性，相关系数为 0.90～0.98。

1. 原理　利用氧合血红蛋白和还原血红蛋白吸收光谱的不同而设计的脉搏血氧饱和度仪测定。当低温（体温＜35℃）、低血压（收缩压＜6.65kPa）或应用血管收缩药物使脉搏搏动减弱时，可影响SpO_2的正确性。

2. 正常值　$SpO_2 = HbO_2 / (HbO_2 + Hb) \times 100\%$。正常值为 96%～100%。

3. 临床意义　通过SpO_2监测，间接了解患者PaO_2高低，以便了解组织的氧供情况。＜90% 提示低氧血症。

（四）呼气末二氧化碳（$P_{ET}CO_2$）监测

通过在呼气管道中连接一个红外线传感器装置，不断监测呼气末的CO_2浓度。呼气末气体来自肺泡，而肺泡二氧化碳分压与$PaCO_2$相接近，故监测呼气末CO_2浓度可反映机体呼吸功能状态及缺氧程度，有利于判断病情及指导给氧治疗，是肺泡通气的非创伤性定量指标。一个大气压下，1% 呼气末CO_2浓度大致相当于$PaCO_2$ 1.0kPa（7.6mmHg）。如呼气末CO_2浓度为 4.5%～5%，表示通气适当；＜4.5% 为通气过度；＞5% 则通气不足。

五、肾功能监测

（一）尿量

尿量变化是肾功能改变的最直接的指标，在临床上通常记录每小时及 24 小时尿量。当每小时尿量少于 30ml 时，多为肾血流灌注不足，间接提示全身血容量不足。当 24 小时尿量少于 400ml 称为少尿，表示有一定程度肾功能损害；24 小时尿量少于 100ml 为尿闭，是肾衰竭的基础诊断依据。

（二）肾浓缩 - 稀释功能

主要用于监测肾小管的重吸收功能。现在临床上常采用简化的或改良的浓缩 - 稀释试验。方法为：在试验的 24 小时内病人保持日常的饮食和生活习惯，晨 8 时排弃尿液，自晨 8 时至晚 8 时每 2 小时留尿一次，晚 8 时至次晨 8 时留尿一次，分别测定各次尿量和比重。

1. 正常值　昼尿量与夜间尿量之比为（3～4）∶1；夜间 12 小时尿量应少于 750ml；最高的一次尿比重应在 1.020 以上；最高尿比重与最低比重之差应大于 0.009。

2. 临床意义　夜尿尿量超过 750ml 常为肾功能不全的早期表现。昼间各份尿量接近，最高尿比重低于 1.018，则表示肾脏浓缩功能不全。当肾脏功能损害严重时，尿比

重可固定在 1.010 左右（等张尿），见于慢性肾炎、原发性高血压、肾动脉硬化等的晚期。

（三）血尿素氮

尿素氮（BUN）是体内蛋白质代谢产物。在正常情况下，血中尿素氮主要是经肾小球滤过，而随尿排出。当肾实质有损害时，由于肾小球滤过功能降低，致使血流中浓度增高。因此，测定血中 BUN 的含量，可以判断肾小球的滤过功能。

1. 正常值　2.9～6.4mmol/L（8～20mg/dl）。

2. 临床意义　血中尿素氮含量增高常见于：①肾脏本身的疾病：如慢性肾炎、肾血管硬化症等。肾脏功能轻度受损时，BUN 可无变化，当 BUN 高于正常时，肾脏的有效肾单位往往已有 60%～70% 的损害，因此，BUN 测定不是一项敏感方法。但是，其对尿毒症诊断有特殊价值，其增高的程度与病情严重程度成正比，故对病情的判断和预后的估计有重要意义。临床上动态监测尿素氮浓度极为重要，进行性升高是肾功能进行性恶化的重要指标之一。②肾前或肾后因素引起的尿量显著减少或无尿时，如脱水、循环衰竭、尿路结石或前列腺大引起的尿路梗阻。③体内蛋白质过度分解疾病：如急性传染病、上消化道出血、大面积烧伤等。

（四）血肌酐

1. 正常值　83～177μmol/L（1～2mg/dl）。

2. 临床意义　肌酐是肌肉代谢严物，由肾小球滤过而排出体外，故血清肌酐浓度升高反映肾小球滤过功能减退。各种类型的肾功能不全时，血肌酐明显增高。

（五）尿/血渗透压比值

1. 正常值　尿渗透压 600～1000mOsm/L，血渗透压 280～310mOsm/L，尿/血渗透压比值为 2.50±0.8。

2. 临床意义　此比值是反映肾小管浓缩功能的指标。功能性肾衰时，尿渗透压 >正常。急性肾衰时，尿渗透压接近血浆渗透压，两者比值 <1.1。

（六）内生肌酐清除率

肾脏在单位时间内能把若干容积血浆中的内生肌酐全部清除出去，这称为内生肌酐清除率，是判断肾小球滤过功能的简便而有效的方法之一。

1. 计算方法

（1）24 小时法　病人低蛋白饮食 3 天，每日蛋白质应少于 40g，并禁肉食；第 4天晨 8 时排尿，然后收集 24 小时尿液，并加甲苯 4～5ml 防腐；于第 4 天任何时候采取自凝血 5～7ml，与 24 小时尿同时送检；测定尿及血浆中肌酐浓度，并测量 24 小时尿量；应用下列公式计算出 24 小时内生肌酐清除率：24 小时内生肌酐清除率 = 尿肌酐（mg/L）×24 小时尿量（L）/血肌酐浓度（mg/L）。

（2）4 小时法　即于试验当日晨收集 4 小时尿液，并取血测尿中和血中的肌酐含量，计算出每分钟尿量，按下列公式计算清除率：肌酐清除率 = ［尿内肌酐（mg/dl）/血浆肌酐（mg/dl）］×每分钟尿量（ml）。

2. 临床意义　正常成人内生肌酐清除率平均值为 80～100ml/min。内生肌酐清除率如降到正常值的 80% 以下，则表示肾小球滤过功能已有减退，若降至 51～70ml/min 为轻度损伤；降至 31～50ml/min 为中度损伤；降至 30ml/min 以下为重度损伤。多数急性和慢性肾小球肾炎病人皆可有内生肌酐清除率降低。

（七）酚红排泄率

酚红是一种对人体无害的染料，经静脉注入后大部分与血浆白蛋白结合，除极少一部分从胆汁排出外，主要由肾脏排出，94% 自肾小管排泄。测定规定时间内的酚红排泄量，可作为肾脏排泄功能的指标之一。此试验主要反映肾小管的排泄功能，但并不是一种特异性的检查方法，因为其排泄量在很大程度上还受肾血流量的影响。

1. 正常值　酚红排泄率受年龄的影响，正常成人 15 分钟排泄率为 25%～50%，30 分钟为 40%～60%，60 分钟为 50%～75%；120 分钟为 55%～85% 判断的标准是 15 分钟的排泄率应在 25% 以上，2 小时总排泄量应在 55% 以上。儿童的排泄率较成人略高，老年人排泄率略低。

2. 临床意义　肾功能损害，若 15 分钟酚红排泄量低于 12%，2 小时总量低于 55%，而又无肾外因素的影响，则表示肯定有肾功能不全。若 2 小时排泄总量为 40%～55%，则表示有轻度肾功能损害；25%～39% 为中度损害；11%～24% 为重度损害；0%～10% 为极为严重的损害。

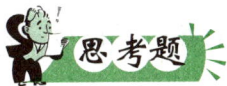

思考题

1. 何谓 ICU？ICU 的收治对象有哪些？
2. ICU 护士有哪些素质要求？
3. ICU 监测分成几级，各有何内容？
4. ICU 有哪些护理要点？
5. 中心静脉压的测量方法是什么？常规护理有哪些？

（周浪舟）

第五章 | 心脏骤停与心肺脑复苏

一、概述

（一）心脏骤停的定义

心脏骤停（cardiac arrest）是指由于各种原因引起的心脏突然停止搏动，有效泵血功能消失，引起全身各组织器官严重缺血、缺氧，需立即实施复苏的一种危急状况。若及时采取正确有效的复苏措施，有可能恢复，否则可导致死亡。任何心脏病或非心脏病患者，在未能估计到的时间内，心搏突然停止，即应视为心脏骤停；而任何慢性病患者在死亡时，心脏都要停搏，这应称为"心脏停搏"，而非"骤停"。

（二）心脏骤停的病因

导致心脏骤停的原因可分为心源性和非心源性因素两大类。

1. 心源性因素 为心脏本身病变所致。常见的原因有：冠状动脉粥样硬化性心脏病、心肌病变、主动脉疾病等。

2. 非心源性因素

（1）呼吸停止 溺水和窒息等所致的气道阻塞，脑卒中、巴比妥类等药物过量及头部外伤等均可导致呼吸停止。

（2）严重电解质与酸碱平衡失调 如严重的高钾血症、低钾血症、酸中毒等可导致心脏骤停。

（3）各种原因的药物中毒或过敏 如锑剂、洋地黄类、奎尼丁等药物的毒性反应，青霉素引起的过敏反应都可引起心脏骤停。

（4）各种意外事件 电击、雷击伤可因强电流通过心脏而引起心脏骤停，自缢、严重创伤等也可因缺氧引起心脏骤停。

（5）麻醉和手术意外 麻醉剂量过大、硬膜外麻醉药物误入蛛网膜下隙、肌肉松弛剂使用不当等均可能引起心脏骤停。

（6）其他 某些诊断性的操作如心导管检查、血管造影等。

（三）心脏骤停的类型

根据心脏的活动情况及心电图表现，心脏骤停可分为以下三种类型。

1. 心室颤动（ventricular fibrillation，VF） 简称室颤，占心脏骤停患者的72%～80%。患者心室肌出现极不规则的快速而又不协调的颤动，心电图表现为 QRS 波群完全消失，出现大小不等、形态各异的颤动波，频率200～400 次/分，是极严重的心律失常（图 5-1），多为心脏停顿的先兆。多发生于急性心肌梗死早期或严重心肌缺血时，是冠心病猝死的常见原因，复苏成功率最高。

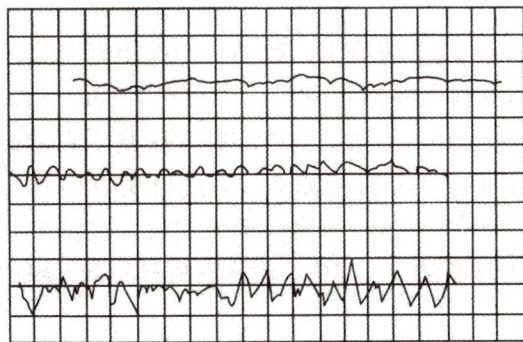

图 5-1　心室颤动

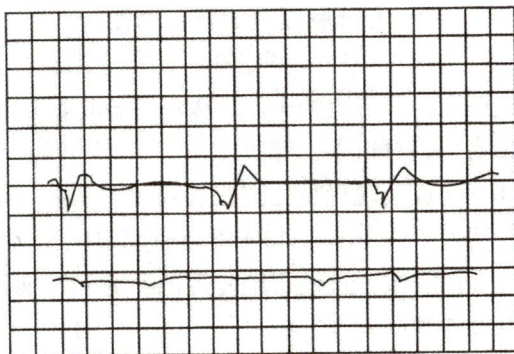

图 5-2　心电机械分离

2. 心脏停搏（ventricular standstill）　又称心室静止，占心脏骤停患者的 10% 患者心房、心室肌完全丧失电活动能力。心电图上无房室激动波，呈一直线，或偶见 P 波。多见于麻醉、意外伤害、外科手术及严重酸碱平衡紊乱等。

3. 心电-机械分离（electro-mechaical dissociation，EMD）　占心脏骤停患者的 18%。患者心肌虽有生物电活动，但无有效的机械活动，断续出现微弱的"收缩"。心电图表现为间断出现的缓慢的（20~30 次/分）宽而畸形、振幅较低的 QRS 波群（图 5-2）。多为严重心肌损伤的表现，常为左心室衰竭的终期表现，也可见于张力性气胸和急性心包填塞。

以上三种类型，虽然在心电和心脏活动方面各有其特点，但共同的结果是心脏丧失有效舒缩和排血功能，血液循环停止从而引起相同的临床表现，其中以室颤最常见。

（四）心脏骤停的临床表现及诊断

心脏骤停后临床表现主要有：意识突然丧失或伴有短阵抽搐；大动脉搏动消失，血压测不到，心音消失；呼吸停止；瞳孔散大；面色苍白或发绀。

心脏骤停后，复苏能否获得成功，最重要的是时间问题，因此迅速而准确地判定心脏骤停有重大的意义，临床上只要患者出现意识突然丧失伴有大动脉搏动消失，呼吸动作消失，心脏骤停的诊断即可成立。

二、心肺脑复苏的起源与发展

（一）心肺脑复苏概念的形成

早年所谓的"复苏"主要是指"心肺复苏"（cardiopulmonary resuscitation，CPR），即针对呼吸和循环骤停所采取的抢救措施，以人工呼吸替代病人的自主呼吸，以心脏按压形成暂时的人工循环并诱发心脏的自主搏动。而随着医学的发展，复苏的概念已发生变化，现代医学将有关抢救各种危重病人所采取的措施都称为复苏。心肺复苏成功的关键不仅是自主呼吸和心跳的恢复，更重要的是中枢神经系统功能的恢复。从心脏停搏到细胞坏死的时间以脑细胞最短，只有 4~6 分钟，因此，维持脑组织的灌流是心肺复苏的重点，故将"心肺复苏"扩展为"心肺脑复苏"（cardiopulmonary cerebral resuscitation，CPCR）。

（二）心肺脑复苏的发展历史

中国古代的《华佗神方》曾介绍自缢急救"以手按胸上，数动之…并容忍对口以气灌之，其活更快…"。1956 年 Zoll 首先应用胸外电除颤获得成功，1958 年 Peter Safar 发明了口对口人工呼吸，1960 年 William Kouwen Hoven 创用胸外心脏按压建立人工循环，构成了现代复苏的三大要素，从此，诞生了现代心肺复苏术。但接受现场 CPR 且存活者中约 10% ~40% 遗留有明显的永久性脑损害。这一事实引起人们对脑保护及脑复苏的重视，推动了脑复苏的研究和进展，从而于 20 世纪 70 年代将心肺复苏全过程扩展到心肺脑复苏。

现行心肺脑复苏标准基本上是遵循美国心脏协会及其下属的各专业委员会组织的国际专家共同制定的《国际心肺复苏及心血管急救指南》。1992 年第一次公布指南，2000 年、2005 年、2010 年美国心脏协会多次对该指南进行了修订，对改进、简化心肺复苏训练程序和提高心肺复苏成功率都具有很强的现实意义。

三、心肺脑复苏的一般程序和方法

心肺脑复苏分为三个阶段：基础生命支持（basic life support，BLS）、进一步生命支持（advanced cardiac life support，ALS）和延续生命支持（prolonged life support，PLS）。心肺脑复苏成功的关键是时间。在心脏停搏后 4 分钟内开始基本生命支持、8 分钟内开始进一步生命支持的患者恢复出院率最高。因此早期开始复苏是提高成活率和脑功能完全恢复率的基础。

（一）基础生命支持

基础生命支持又称为初期复苏或现场急救，是对心脏骤停患者在发病现场进行的徒手心肺复苏技术。实施前，救护者应迅速判定病人是否心脏停搏，具体判断方法如下：①轻拍患者肩部并大声呼叫，若无反应，立即用手指按压眶上缘或人中穴，如无反应即可判断其丧失意识；②救护者将耳部贴近患者口鼻，耳朵聆听有无呼气声，面部感觉有无气流，眼睛观察胸廓有无起伏以判断有无自主呼吸；③用一手示指及中指先触及气管，然后向旁滑行 2~3cm，在气管旁软组织深处轻触颈动脉有无搏动（图 5-3）。一旦判定患者心脏停搏，应立即呼救，同时将患者仰卧于硬质平地，立即进行 CPR，包括 CAB 三个步骤：C（circulation）人工循环，A（airway）开放气道，B（breathing）人工呼吸。

1. C（circulation）人工循环 人工循环是用人工的方法促使血液在血管内流动，使人工呼

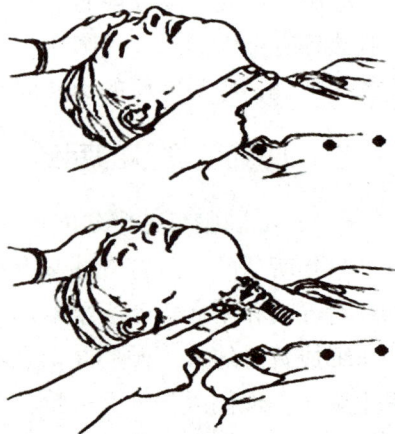

图 5-3 触摸颈动脉

吸后带有新鲜空气的血液流向全身器官，以维持器官的功能。

（1）胸外心脏按压 即持续而有节律地按压胸骨，是现场抢救时最实用而有效的方法。

①体位：患者仰卧于硬板床或坚实的地上，如在软床上，则应在其背部垫心脏按压板。

②按压部位胸骨中、下1/3交界处（即两乳头连线中点或胸骨下切迹上方2横指）（图5-4）。小儿按压部位在胸骨中点处。

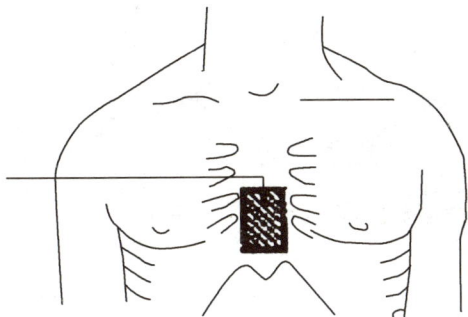

图5-4 胸外心脏按压正确部位

③按压方法：抢救者位于患者一侧，将左手掌根置于按压部位（图5-5），右手掌重叠于左手背上，两手手指交叉互扣，指尖翘起，双臂伸直，用上身的力量垂直下压（图5-6），使胸骨下陷成人至少5cm，儿童、婴儿按压幅度至少为胸部前后径的1/3（儿童约为2~3cm，婴儿大约1~2cm），按压频率至少100次/分。掌根不能抬离胸壁，按压与放松的时间基本相等。

④按压有效的标志：能触摸到大动脉的搏动。

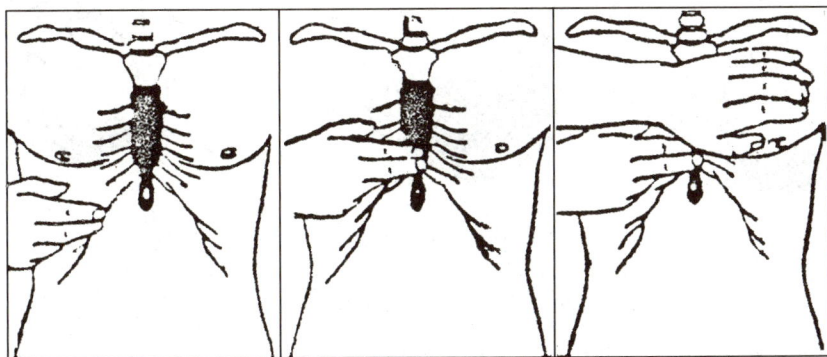

图5-5 心脏按压部位定位方法

（2）胸内心脏按压 胸部严重创伤（如肋骨骨折、张力性气胸、心包填塞等）、胸廓畸形、胸腹部手术中病人心脏骤停时，需紧急切开胸壁，将手伸入胸腔直接挤压心脏。

2. A（airway）开放气道 患者丧失意识后下颌肌松弛，舌根后坠，同时舌骨后退，舌体和会厌可能使咽喉部最终阻塞气道。开放气道是进行人工呼吸的首要步骤。可用指套或指缠纱布清除患者口中的污物、呕吐物和分泌物，取下义齿，然后按以下方法开放气道。

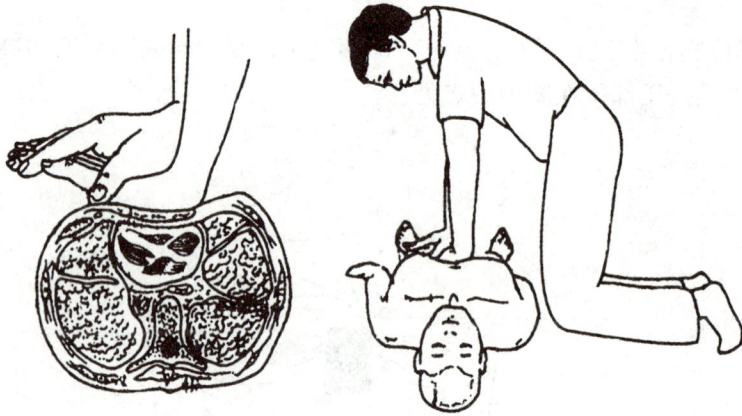

图 5-6 胸外心脏按压的正确手法和姿势

（1）仰头举颏法 救护者一手置于患者前额，手掌紧贴其前额用力向后下压使头后仰，另一手的示指和中指置于下颌骨近下颏或下颌角处，向上抬起下颏（图 5-7）。

（2）仰头抬颈法 救护者一手抬举患者颈部，另一手以小鱼际侧向下按压前额，使其头后仰，使颈部抬起（图 5-7），动作应轻柔，以避免损伤颈椎。

（3）托下颌法 救护者用两手同时将其左右下颌角托起，使头后仰（图 5-7）。疑有颈部损伤者，常仅用托举下颌而不抬颈，以免损伤脊髓。

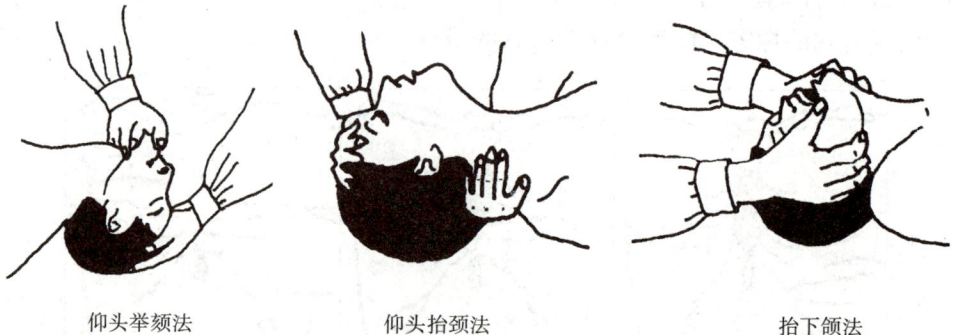

仰头举颏法　　　　　　　仰头抬颈法　　　　　　　抬下颌法

图 5-7 开放气管的正确手法

3. B（breathing）人工呼吸 用人工方法（人或机械装置）使肺、膈肌和胸廓运动，使气体被动地进出肺，以维持机体氧的供给和二氧化碳的排出。

（1）口对口人工呼吸（图 5-8） 救护者一手的拇指、示指捏紧患者鼻孔，另一手托下颌并使患者口唇张开，救护者吸气后，张开口紧贴患者的嘴（要把患者的口部完全包住呈密封状）连续吹起 2 次，每次吹气时间不少于 1s，吹气频率成人 10 ~ 12 次/分，儿童 18 ~ 20 次/分，婴儿 20 次/分。每次吹气量成人 500 ~ 600ml，儿童 150 ~

200ml，婴儿30～50ml。一次吹气完毕后，即与患者口部脱离，救护者轻抬头部，观察患者胸廓起伏情况。然后吸入新鲜空气以便做下一次人工呼吸，同时松开捏鼻孔的手，此时患者的胸廓和肺依靠其自身弹性自动回缩，胸部下陷，有气流自口鼻排出。

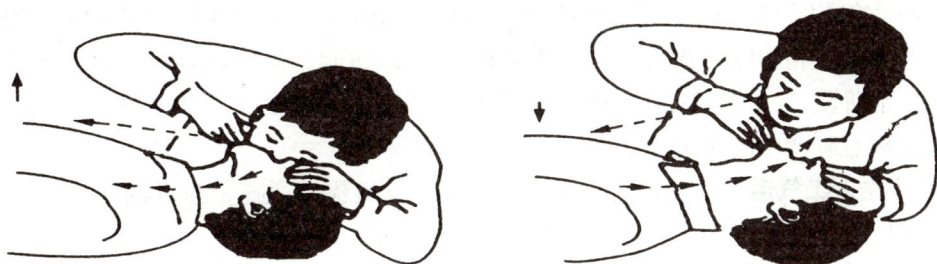

图 5 - 8　口对口人工呼吸

（2）口对鼻人工呼吸　对有些患者施行口对鼻人工呼吸较口对口人工呼吸效果更佳，适用于口部外伤或张口困难者。在保持气道畅通的情况下，救护者于深吸气后以口唇包住患者的鼻孔，用力向其鼻孔内吹气。吹气时应用一手提起患者的下颌，使上下唇合拢，口部闭住，呼气时松开。

（3）口咽通气管的应用　将"S"形口咽管沿病人舌面插入咽部，口咽管的腭部压紧患者的口唇，勿漏气。术者捏紧患者鼻孔，吸气后经管的另一端将气吹入（图5-9）。

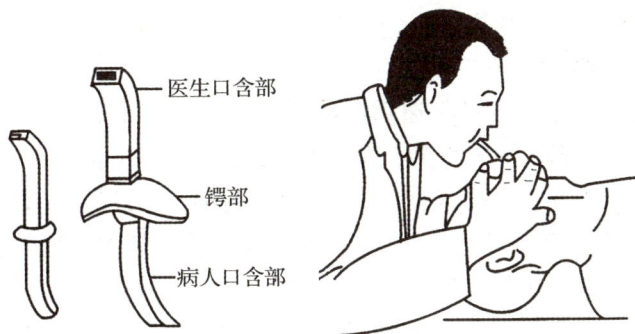

图 5 - 9　通气管吹气

4. 注意事项

（1）心脏骤停患者早期85%～90%是室颤，治疗室颤最有效的方法是早用自动体外除颤（AED）。CPR与AED的早期有效配合使用，是抢救心跳、呼吸骤停患者最有效手段。

（2）按压5个循环或2分钟后再次评估脉搏、呼吸。如有呼吸无脉搏，继续心脏按压；如有脉搏无呼吸，继续人工呼吸；如仍无脉搏、呼吸，重复上述步骤。

（3）心脏按压与人工呼吸比为30：2。

（4）操作用力要规律、均匀、适度，不可用力过猛，以免引起胸骨或肋骨骨折、血胸、气胸等。

5. 复苏有效的标志 大动脉出现搏动，自主呼吸恢复，意识恢复，瞳孔由大变小，发绀消退，收缩压在 60mmHg 以上。

（二）进一步生命支持

ALS 是在 BLS 的基础上应用辅助设备和救护技术，建立和维持有效的通气和血液循环，及时发现和治疗心律失常，改善并保持心肺功能，治疗原发病，是心脏骤停抢救的第二个阶段，一般在医院内进行。具体措施包括建立人工气道、呼吸支持、循环支持及识别心脏骤停的可能原因等。

1. 建立人工气道 是通过各种手段使患者的气道保持通畅，为机械呼吸创造条件。主要包括以下几种方法。

（1）通气管 包括口咽通气管和鼻咽通气管。应用通气管能使后坠的舌根离开咽后壁，进而解除气道梗阻。口咽通气管主要用于浅昏迷而不需要气管插管的患者，而鼻咽通气管主要用于牙关紧闭、咬伤、影响导管置入的颌面部创伤等。

（2）气管插管 是快速保持气道通畅，进行有效通气的最佳方法之一，并有助于防止误吸，有利于直接进行气管内吸引及气管内给药。因此，只要条件具备，应立即行气管插管。

（3）环甲膜穿刺术 是一种紧急的气道开放方法，主要用于现场急救。此外，当遇到气管插管困难而又窒息严重的患者，也可采用，为进一步抢救赢得时间。

（4）气管切开术 主要适用于心肺复苏后患者需长时间保持气道通畅，清除气道较多分泌物，减少呼吸阻力和气道解剖无效腔。

2. 呼吸支持 当建立通畅的呼吸道后立即给患者进行机械呼吸，常用的方法如下。

（1）简易气囊呼吸器 由带三通活瓣的弹性皮囊、面罩、衔接管组成。应用时将面罩紧扣于患者的口鼻部，挤压气囊，将空气压入肺内。气囊由于本身弹性作用，放松后随即复原，患者肺内气体排出后，经气囊上活瓣排入大气，气囊可接氧气管供氧。

（2）人工呼吸机 可自动控制人工呼吸并调节呼吸频率、通气量、通气压力等，是进行长时间人工呼吸的理想设备。

3. 循环支持 初期心肺脑复苏成功后，在给予呼吸支持的同时，必须提供积极的循环支持。循环支持的措施主要包括建立静脉通路和恢复正常心律。

（1）建立静脉通路 迅速建立有效的静脉通路，最好是选用静脉留置针开放两条通路。首选肘静脉穿刺，这样不仅可以保证静脉通路的畅通，便于迅速补充血容量，还可以使药物迅速到达全身发挥作用。

（2）恢复正常心律 大部分成人突然的、非创伤性的心脏骤停是由于心室颤动所致，而除颤又是治疗室颤最有效的方法。除颤的时间至关重要，因为室颤早期一般为粗颤，此时除颤易于成功。否则，因心肌缺氧，室颤由粗颤转为细颤，除颤则不容易成功。必要时可以提前至 BLS 阶段。因此，应尽可能地在急救现场对患者进行除颤，日前强调除颤越早越好（争取在 2 分钟内进行）。电除颤时应注意的事项：①操作前应检查器械和设备，做好一切抢救准备；②电极板安放位置要准确，并与患者皮肤密切接触，保证导电良好；③电击时，任何人不得接触患者及病床，以免触电；④细颤型室颤者，应先进行心脏按压、氧疗及药物等处理后，使之变为粗颤，再进行电击，以提高抢救成功率；⑤电击部位皮肤可有轻度红斑、疼痛，约 3～5 天后可自行缓解。

（3）复苏药物的使用　使用复苏药物的目的是增强心肌收缩力，增加有效循环血量，提高心肌和脑的血液灌注量，以维持重要器官的功能；纠正酸碱失衡，为血管活性药物发挥疗效创造良好的内环境；降低除颤阈值，为除颤创造条件。

1）给药途径

①静脉给药：是心肺复苏后给药的首选途径，以上腔静脉系统给药为宜。给药前必须建立可靠的静脉通路。因为锁骨下静脉或颈静脉穿刺置管对 CPR 操作有一定的影响，所以最好经肘静脉等穿刺置管，使药物迅速经血液到达重要器官。如果电除颤、周围静脉给药均不能使周围循环恢复，可以进行中心静脉置管。

②气管给药：适用于气管插管的患者。有些药物可通过气管、支气管黏膜迅速吸收进入血液循环。常用的药物有肾上腺素、利多卡因、阿托品、纳洛酮等。方法是先将常规剂量的药物溶解于注射用水中，用一根稍长的细管自气管导管远端推注，再以正压通气使药物弥散到双侧支气管。此方法的吸收速度和静脉注射相仿，而药效的持续时间却是静脉注射的 2～5 倍。但药物的吸收容易受到支气管内分泌物和支气管黏膜血液循环的影响，所以一般只作为给药的第二选择。

③心内注射给药：常用于胸内心脏按压的可视条件下。心内注射存在许多缺点，如给药不能和 CPR 同时进行；操作不当可引发气胸、血胸、心肌和冠状动脉损伤撕裂；注入心腔内的准确性低。目前多不主张应用。

2）常用药物

①肾上腺素（Adrenaline）：是心脏复苏的首选药物，其作用是激动心肌细胞，加强心肌收缩力、加快心率、增加心排血量，而且还能够通过对心肌收缩和代谢的影响来调节冠状动脉的血液灌注量。用药原则目前主张早期、连续使用。推荐的首次剂量为 1mg 静脉推注，若首次剂量无效，每隔 3～5 分钟可重复给 1～3mg，但总量不宜超过 0.2mg/kg。

②利多卡因（Lidocaine）：是治疗室性心律失常的有效药物。可选择性的作用于心肌传导纤维，提高心室肌舒张时的电兴奋阈值，起效迅速，可作为其他药物（胺碘酮、普鲁卡因胺和索他洛尔）无效时的第二选择。用法是在心电监护下，先每次 1～1.5mg/kg（成人 80～100mg/次）于 30～60 秒内缓慢静脉注射，必要时可重复应用，起效后可加入液体中静脉滴注，以 2～4mg/min 速度连续静脉滴注，并做好用药监护。

③阿托品（Atropine）：能解除迷走神经对心脏的抑制，加快心率，解除小血管的痉挛；当血容量补足后，可以改善微循环使回心血量增加，血压回升，尿量增加。是心肺复苏的常用药物之一。对迷走反射和阿-斯综合征所致的心跳骤停为绝对适应证，适合于心室静止和心电-机械分离的心脏骤停患者，此时应立即静脉注射阿托品 0.5～1mg，也可气管内给药，必要时也可重复使用数次，10～15 分钟一次；心跳恢复后也可用 1～2mg 加入液体中静脉滴注，以维持心率。

④碳酸氢钠（Sodium Bicarbonate）：心脏骤停后由于呼吸循环停止而引起缺氧和二

氧化碳潴留，导致代谢性酸中毒和呼吸性酸中毒，而对抗酸中毒最常应用的药物是碳酸氢钠。因碳酸氢钠可降低心肌收缩力、加重组织缺氧、抑制大脑功能，故使用碳酸氢钠时必须慎重，严格掌握时机和剂量，目前主张以"宁少勿多、合理使用，不宜过碱、宁稍偏酸"为原则。在用药的同时应测定动脉血 pH 和二氧化碳分压以指导用药。

4. 明确诊断　尽可能迅速地进行心电监护和必要的血流动力学监测，明确引起心脏骤停的病因和心律失常的类型，以便采取相应的救护措施。引起心搏骤停的常见原因可概括为 5 – H 和 5 – T，即 5 – H 为低血容量（hypovolemia）、缺氧（hypoxia）、酸中毒（hydrogenion – acidosis）、低/高血钾（hypo/hyperkalemia）、低体温（hypothermia）；5 – T 为毒物/药物中毒（tablets/drug overdose）、心包填塞（tamponade cardial）、张力性气胸（tension pneumothorax）、急性心肌梗死（thrombosis coronary）、肺血栓（thrombosis pulmonary）。

（三）延续生命支持

延续生命支持的重点是脑保护、脑复苏及复苏后疾病的防治，除此之外还应严密监测心、肺、肝、肾、凝血及消化器官的功能。

1. 完全性缺血、缺氧的病理生理　脑组织在人体器官中最容易受缺血的伤害，这是由于脑组织的高代谢率、高耗氧和对高血流量的需求。静息时氧供为人体总摄取量的 20％，血流量占心排出量的 15％。脑血流低于 20ml/min 即有脑功能损害，低于 8ml/min 时可导致不可逆性损害。脑内的能量储备很少，所储备的 ATP 和糖原在心搏停止后 5～10 分钟内完全耗竭，脑血流中断 5～10 秒钟就发生晕厥，超过 4～6 分钟脑细胞就会发生不可逆的损害，心肺复苏重建循环后发生或发展的病理生理变化即上述所谓的"无血流"现象，可能是脑细胞死亡的主要原因。另外，缺氧后细胞内钙离子浓度增加也是引起缺血、缺氧后脑细胞死亡的因素之一。因缺血缺氧，脑组织内的毛细血管通透性增加，静水压增高，血管内液体与蛋白质进入细胞外间隙，可形成脑水肿。

2. 脑复苏

（1）治疗措施　根据脑缺氧损害发生与发展的规律，脑复苏疗法主要针对四个方面，即降低脑细胞代谢率，加强氧和能量供给，促进脑循环，及纠正可能引起继发性脑损害的全身和颅内的病理因素。

1）维持血压　将血压维持在正常或稍高于正常水平，以恢复脑循环和改善周身组织灌注，同时应防止血压过高而加重脑水肿，防止血压过低而加重脑及其他脏器组织缺血缺氧。

2）呼吸管理　脑复苏病人一般采用气管插管人工呼吸机辅助呼吸，目前研究表明不再主张过度通气，维持 pH 和 $PaCO_2$ 正常即可。因为 CO_2 排出过多会使脑血管收缩，血流减少。

3）冬眠低温疗法　对防止脑水肿、降低颅内压非常重要，是脑复苏的重要措施之一。降温时间越早越好，1 小时内降温效果最好，最好在复苏的 5～30 分钟内进行，在心脏按压的同时头部冰帽或冰枕降温，体表大血管处冰敷配以人工冬眠等，一般肛温降至 32～33℃。研究表明，当体温降至 28℃时脑电活动明显呈保护性抑制状态，若降至 28℃以下则易诱发室颤等严重心律失常，故宜采用头部降温法。降温一般需 2～3 天，严重者需 1 周以上。

4）脑复苏药物的应用

①冬眠药物：可消除低温引起的寒战，解除血管痉挛，改善血流灌注和辅助物理降温。可选用冬眠 1 号（盐酸哌替啶 100mg、异丙嗪 50mg 和氯丙嗪 50mg）肌内注射。

②脱水药物：在血压平稳的基础上及早使用脱水剂，常选用高渗性脱水剂（如 20% 甘露醇）、利尿剂（如呋塞米）等。

③糖皮质激素：首选地塞米松，能保持毛细血管和血－脑屏障的完整性，减轻脑水肿降低颅内压，改善微循环。常用 10～20mg，静脉注射。

④促进脑细胞代谢的药物：可使用 ATP 以供应脑细胞能量，恢复钠泵功能，有利于减轻脑水肿。此外，还可应用辅酶 A、细胞色素 C 等与脑代谢有关的药物。

⑤高压氧治疗：可增加脑水肿时脑组织的氧供，降低颅内压，改善脑循环，增加局部血供。

5）巴比妥类药物　可用镇静、催眠等止惊药物，对不完全性缺血、缺氧的脑组织有良好的保护作用。

6）转归　不同程度的脑缺血、缺氧经过处理后可能有四种转归，即：①完全恢复；②恢复意识，但可能有智力减退、精神异常、肢体功能障碍等；③去大脑皮质综合征，即病人的无意识活动，但有呼吸及脑干功能；④脑死亡，包括脑干在内的脑组织不可逆性损害。

3. 维持循环功能　进行心电、血压监护，密切观察心电图变化，发现心律失常及时处理；观察末梢循环，心搏恢复后常有血压不稳定或低血压状态，为判定有无低血容量及掌握好输液量和速度，宜作中心静脉压（CVP）监测。可将 CVP、动脉压和尿量三者结合起来分析，以指导输液治疗。动脉压低、CVP 高、尿少示心肌收缩无力，以增加心肌收缩力为主，如心率慢于 60 次/分，可使用异丙肾上腺素；如心率快于 120 次/分，可使用毛花苷 C（西地兰）、多巴胺等。如果体内液体相对过多，可适当给予呋塞米（速尿）静脉注射。

4. 维持呼吸功能　加强气道管理，保持呼吸道通畅，持续进行有效的人工通气，注意气道湿化和清除呼吸道分泌物，选择适合的通气模式与通气参数，进行血气监测，防治肺部感染，加强抗炎对症治疗，促进自主呼吸尽快恢复正常。

5. 纠正酸中毒和电解质紊乱　根据动脉血气、酸碱分析决定碳酸氢钠的用量，监测电解质，及时处理低钾和高钾，纠正低钙。

6. 防治肾衰竭　应留置导尿管，观察尿液的颜色，监测每小时尿量，记录 24 小时进出量，定时检查血、尿尿素氮和血肌酐浓度、血电解质浓度，分析尿少的原因，予以相应的治疗。重要的是心跳恢复后必须及时稳定循环、呼吸功能，纠正缺氧和酸中毒，从而预防肾衰竭的发生。

7. 观察病人的症状和体征　观察意识、瞳孔、自主呼吸的恢复情况。如果病人瞳孔对光反射恢复，角膜、吞咽、咳嗽等反射逐渐恢复，说明病情好转。防止继发感染，保持室内空气新鲜，病情许可时勤翻身、叩背，防止褥疮的发生；注意口腔及眼部护理，吸痰时严格无菌操作，以防继发肺部感染。

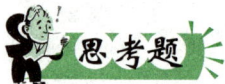

思考题

1. 何谓心脏骤停？
2. 导致心脏骤停的原因有哪些？
3. 如何判断心脏骤停？
4. 基础生命支持有哪些步骤？
5. 如何进行胸外心脏按压和口对口人工呼吸？
6. 复苏有效的标志有哪些？
7. 进一步生命支持有哪些具体措施？
8. 常用的复苏药物有哪些？如何选择给药途径？
9. 脑复苏有哪些措施？

（佘金文）

第六章 多器官功能障碍综合征

一、概述

多器官功能障碍综合征（multiple organ dysfunction syndrome，MODS）是指机体遭受严重创伤、烧伤、休克、感染、中毒、大手术等损害之后，相继引发了两个或两个以上器官或系统同时或者序贯出现的可逆性功能障碍。其不是一个独立疾病，而是一个累及心、肝、肺、脑、肾、胃、肠等多个器官的复杂的临床综合征，病死率高。

早在 20 世纪 50 年代的朝鲜战争和 60 年代的越南战争时期，急性肾衰竭、急性呼吸窘迫综合征等单个器官功能障碍已经成为战场严重创伤复苏后的主要死因，MODS 的概念则是在 20 世纪 70 年代初提出，1973 年由美国波士顿的 Tilney 等人在世界上首次报告了 18 例腹主动脉瘤破裂后相继出现数个器官和系统衰竭的病例，提出了"序贯性系统衰竭"的概念，即在严重创伤、感染等情况下，发病之初并未累及的器官可以发生功能衰竭，此后的 1977 年，Eiseman 提出了"多器官衰竭（multiple organ failure，MOF）"的名称。自 20 世纪 90 年代开始，医学界认识到 MOF 过于强调器官衰竭这一临床终点，但此类疾病的早期一般为多器官功能障碍，晚期才发生功能衰竭，因此，美国胸科医师学会和危重病医学会（ACCP/SCCM）于 1992 年共同倡议将 MOF 改名为MODS，目的是强调该综合征动态发展的全过程，指出器官衰竭不是一个独立的事件，而是一连串病理过程的一个阶段。因此，新命名更能准确地反映此综合征进行性和可逆性的特点，有助于早期诊断和治疗。

（一）病因

MODS 的病因很多，主要的发病因素如下。

（1）严重创伤见于多发伤、火器伤、复合伤、烧伤及较大的手术创伤等。

（2）休克与再灌注损伤　休克时常因有效循环灌注不足而发生各脏器的缺血缺氧、代谢废产物蓄积，从而影响和损害各个脏器的功能。当休克治疗后，在恢复血液灌注过程中会由于血流的再灌注而产生的大量氧自由基，进而诱发 MODS 的发生。

（3）严重感染　多见于脓毒症、菌血症、胸腔和腹腔脓肿等。

（4）全身炎症反应综合征与脓毒症。

（5）心肺复苏不充分或延迟复苏。

（6）手术或者输血输液意外。

（7）急性药物或毒物中毒。

MODS 的发病，往往还存在着诱因。常见的诱因与创伤的严重度、基础脏器功能、年龄和营养等有关。

（二）发病机制

目前 MODS 的发病机制尚未完全阐明，国内外学者经过多年的研究和探索，提出了多种有关 MODS 发病机制的假说，有炎症失控学说、自由基损害学说、肠道动力学说、二次打击学说，目前比较全面且被广泛接受的观点是"炎症失控学说"和"二次打击"学说。

1. 全身炎症或免疫反应失控学说 多数学者认为炎症失控是 MODS 发生的根本原因。炎症失控学说认为，MODS 是由于机体受到创伤或感染刺激而产生的炎症反应过于强烈以致失控，从而损伤自身正常细胞的结果。

2. "两次打击"学说 该学说认为机体早期的创伤、感染、休克等直接损伤为第一次打击，病情恶化或再发感染、休克等为第二次打击，可使已处于激活状态的炎症细胞更为剧烈地发生反应，甚至形成"瀑布样反应"，导致组织损伤和器官功能障碍。这种失控的炎症反应不断发展，直至导致组织细胞损伤和器官功能障碍。

二、病情评估

（一）健康史

主要询问及了解：①病人有无相关疾病史：如心脏病、糖尿病、肝脏疾病、肾脏疾病、肿瘤、营养不良等；②有无创伤及创伤的严重程度；③有无感染病灶，是否长期存在，以及抗生素使用情况；④有无手术及麻醉等意外事故；⑤复苏病人有无复苏不充分或延迟复苏等现象；⑥是否使用过或正在使用糖皮质激素、化疗药物或其他药物；⑦有无大量反复输血输液情况等。

（二）身心状况

1. 临床分期及表现 根据临床过程一般可分为四个时期，但这四期又为一个连续的临床过程，相互间无明显界限。

（1）第一期 各器官系统无明显功能异常，此期病人一般情况多为正常或轻度躁狂，可伴有呼吸、循环、肾功能及体液代谢的早期改变。

（2）第二期 各器官系统有轻度的功能异常，病人多为急性病态，伴明显躁狂，呼吸急促，低氧血症，呼吸性碱中毒，氮质血症，高胆红素血症，血小板计数下降，高分解代谢状态。

（3）第三期 各器官系统都有明显的临床异常表现，病人一般情况差，休克、心排出量减少、水肿、严重缺氧和氮质血症、代谢性酸中毒、血糖升高、凝血功能异常、进行性呼吸困难。

（4）第四期 出现多个器官系统衰竭，病人处于濒死状态，不规则呼吸，神志昏迷，少尿，重度酸中毒，骨骼肌萎缩，最终死于一个或多个维持生命的器官系统衰竭。

2. 心理状况 由于 MODS 发病快、病情重，加之病房中抢救人员多、仪器多、病人身上管道多及抢救时的紧张气氛，病人及家属的心理负担沉重，多出现紧张、恐惧、焦虑、悲观。

（三）MODS 的诊断

MODS 是一个渐进损伤的过程，从器官系统功能的状态上来说，正常、障碍和衰竭三者之间很难划出明确的界限，目前诊断标准相差很大，但是只要病人器官功能不断恶化并超出目前公认的正常值范围，即可认为发生了"器官功能障碍"。国内现多采用参照 Fry 诊断标准的综合修订标准（表6-1）。

表6-1 多器官功能障碍综合征的诊断标准

器官或系统	诊断标准
循环系统	收缩压 <90mmHg，持续1h以上，或需要药物维持
呼吸系统	$PaO_2/FiO_2 < 200$ mmHg，PCWP <18mmHg，胸部 X 线片见双肺浸润
泌尿系统	血 Cr 浓度 >177μmol/L，伴少尿或无尿
中枢神经系统	GCS <7 分
胃肠道系统	上消化道出血，24h 出血量 >400ml，或出现穿孔等
肝脏系统	血氨基转移酶高于正常值2倍以上，或出现肝性脑病
血液系统	血小板计数 $< 50 \times 10^9$/L，或出现 DIC
代谢系统	糖耐量降低，或出现肌萎缩、肌无力

（四）辅助检查

MODS 是一个涉及多个脏器如心、肝、肺、脑、肾、胃肠等的临床综合征，累及器官或系统多，病因复杂，机制暂不确定，因此其辅助检查也较为繁多，本章只列举几类常见检查。

1. 血液检查 肝脏功能受损时出现血清丙氨酸氨基转移酶、天门冬氨酸氨基转移酶增高；急性肾衰竭则有血尿素氮、血肌酐呈进行性增高；若出现血小板、血浆纤维蛋白原含量、血浆硫酸鱼精蛋白副凝固试验（plasma protamine paracoagu-lation test，3P 试验）、血浆凝血酶原时间（prothrombin time，PT）等的异常，则提示弥散性血管内凝血（DIC）。

2. 尿液检查 尿沉渣检查出现肾小管上皮细胞、上皮细胞管型和颗粒管型，则提示急性肾衰竭。

3. 影像学检查 X 线检查有助于心肺的诊断；B 超检查、尿路平片对急性肾衰竭有临床意义。

4. 纤维胃镜 应激性溃疡的辅助检查首选纤维胃镜，若镜下见胃黏膜充血、水肿、点片状糜烂、出血，甚至出现大小不一的多发溃疡，有助于该病的诊断。

三、救治与护理

（一）救治

MODS 起病急、发病机制复杂、死亡率高，是临床治疗的一大难题。治疗上缺乏特效的治疗方法，目前治疗原则以预防及器官功能支持等综合救治为主，如：去除诱因，控制感染，抗休克，改善微循环，加强营养，维持内环境稳定，防止并发症。

1. 快速复苏　快速充分复苏，而且要注意纠正"隐型代偿性休克"。在复苏同时应尽早使用足量的抗氧化剂，如维生素 C 和维生素 E 等，以减轻或避免因缺血时间过长和持续的低灌注而诱发的氧自由基的损害。

2. 控制感染　感染的预防与控制对 MODS 的治疗非常重要。如及早清创，彻底清除坏死组织，预防性使用抗生素，做好病人的皮肤和口腔护理，防止交叉感染。

3. 循环支持　持续心电监测，合理调节输液量和输液速度，运用血管活性药物以增强心泵功能。

4. 通气支持　对急性呼衰病人早期采用呼气末正压（PEEP）的通气模式以获得高于 80mmHg 的氧分压，以达到最佳的通气效果，降低肺损伤。

5. 营养支持　条件允许时尽早使用胃肠内营养，既有益于全身营养，又保护黏膜屏障。据研究报道，在伤后 24~48h 内使用胃肠内营养可以减少创伤后感染发生率。

6. 中医药支持　我国学者运用中医"活血化瘀"、"清热解毒"、"扶正养阴"的理论，采用以当归、大黄、生脉等为主方的治疗方案取得了良好的临床效果，而且具有一定的免疫调节作用。

（二）护理

1. 心理护理　由于 MODS 发病快、病情重，病人多有紧张、恐惧、焦虑、悲观等情绪。护士应该有强烈的同情心，尊重病人的人格，关心体贴病人，以和善的态度回答病人提出的问题。向病人及家属介绍与本病的有关知识和监护室的环境，让病人了解各种操作的目的、过程及可能出现的感受，以减轻其心理压力。在进行各种抢救操作时沉着、冷静，以增加病人的安全感和信任感。

2. 一般护理　单间收治，室内温度、湿度适宜，保持整洁卫生，避免交叉感染。注意做好口腔、皮肤的护理，定时清洁口腔，勤翻身，防止口腔炎和压疮；对发热者要采取温和的降温方式，避免应用大量激素使体温骤降。增加能量的总供给，通常需要达到普通病人的 1.5 倍左右。提高氮与非氮能量的摄入比，降低非氮能量中糖的比例，增加脂肪的摄入，使蛋白、脂肪、糖的比例大致为 3：3：4。可用胃肠外营养，注意脂肪乳剂不易分解代谢，因此使用时应严密观察。尽早选用胃肠内营养支持，少吃多餐，饮食清淡，有鼻饲者做好鼻饲护理，保持大便通畅。

3. 病情观察　由于 MODS 病情复杂、多变，所以首先要了解其病因，如创伤、感染、休克等常见致病因素，以便掌握病程发展的规律，做到有预见性地护理。同时，还要掌握各系统器官衰竭的表现，掌握需要观察的内容和意义。

（1）体温　MODS 多伴有感染，当严重感染合并脓毒血症或继发感染性休克时，血温可高达 40℃以上，而皮温仍低于 35℃，提示病情危重，常是危急或临终状态，故使用的监护设备应具有两个体温监测接口，分别用于中心温度和外周皮肤温度的监测。

（2）呼吸　注意呼吸的快慢、深浅、节律等，观察是否伴有发绀、"四凹征"、哮鸣音等变化。潮式呼吸、毕奥呼吸、点头样呼吸等均是垂危征象。

（3）脉搏　脉搏常可反映心脏、血管功能状态和血容量等情况。了解脉搏快慢、强弱、规则与否和血管充盈度及弹性，其能反映出病人的血容量和心脏、血管的功能状态，注意交替脉、短绌脉、奇脉等表现，尤其要重视细速和缓慢脉象，其提示心血管衰竭。通过心率监测还可以帮助判断心排血量、了解休克指数和估计心肌氧耗，从而协助治疗。

（4）血压　密切观察血压变化，不但应观察收缩压，而且要注意舒张压和脉压，重视在测血压时听声音的强弱，以全方位了解心脏和血管功能状态，及早发现休克。常采用有创的动脉置管持续监测动脉压，它可以反映每一心动周期内的收缩压、舒张压和平均压。通过血压波形初步判断心脏功能，并且通过导管可以抽取动脉血，以测定血气分析和电解质变化。

（5）意识　MODS病人可出现嗜睡、朦胧、谵妄、昏迷等，注意观察其双侧瞳孔大小和对光反射。

（6）肾功能　主要监测尿量、尿色、尿比重、酸碱度和血尿素氮、血肌酐的变化，警惕非少尿性肾衰竭。

（7）心电监测　密切注意心率、心律和心电图的变化，及时发现各种类型的心律失常并给予及时处理。

4. 用药护理　MODS病人往往要使用多种药物，要注意各种药物的不良反应和相互间的药物作用、配伍禁忌。大剂量长时间使用糖皮质激素可导致溃疡、出血；应用血管扩张剂，首先应判断是在血容量已基本补足的情况下使用，静脉滴注宜从小剂量、低速度开始，根据血压变化调整滴速，防止"首剂综合征"的发生。注意观察应用洋地黄类药物发生的恶心呕吐等胃肠道反应、心电图改变等，避免中毒；利尿剂要注意电解质紊乱，尤其是低钾血症等。

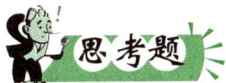

思考题

1. 多器官功能障碍综合征的概念是什么？

2. 多器官功能障碍综合征的常见病因、诱因有哪些？

3. 多器官功能障碍综合征有哪些临床特征？

4. 李某，男，35岁，因车祸致胸腹部多发伤，急诊入院后初步诊断为MODS，目前对该病人的主要护理措施有哪些？

（刘　杰）

第七章 | 休 克

一、概述

休克是多种致病因素引起的有效循环血量减少、组织灌注不足、细胞代谢紊乱和内脏器官功能受损的一种危急的临床综合征。现代的观点将休克视为一个序贯性事件，是一个从亚临床阶段的组织灌注不足向多器官功能障碍（MODS）发展的连续过程。

有效循环血量是指在心血管系统中运行的血液量，约占全身血容量的80%～90%。维持有效循环血量取决于三个条件：一是充足的血容量；二是有效的心搏出量；三是适宜的周围血管张力。任何原因使三者之一发生改变，均可引起休克。

（一）病因与分类

1. 低血容量性休克 大量失血、失液、失血浆等。

2. 感染性休克 各种严重的感染。

3. 心源性休克 心肌梗死、心律失常、心包填塞、心肌炎等。

4. 过敏性休克 某些药物或生物制品发生过敏反应。

5. 神经源性休克 剧烈疼痛、麻醉、脊髓损伤等。

（二）病理生理

各类休克共同的病理生理基础是有效循环血量锐减和组织灌注不足，以及由此导致的微循环、代谢的改变及内脏器官的继发损害。

1. 微循环的变化 休克微循环的变化主要分为微循环痉挛期、微循环扩张期和微循环衰竭期。

（1）微循环痉挛期（休克早期） 此期又称为休克代偿期。微循环内因前括约肌收缩而致"少进少出"，血量减少，组织处于低灌注、缺氧状态。若能在此时去除病因积极处理，休克较易得到纠正。

（2）微循环扩张期（休克期） 若休克继续发展，微循环将进一步因动静脉短路和直接通道大量开放，血液滞留，微循环处于"多进少出"的再灌注状态。原有的组织灌注不足更为加重，细胞因严重缺氧处于无氧代谢状况，出现乳酸积聚及组胺类物质释放。

（3）微循环衰竭期（休克晚期） 若病情继续发展，休克进入不可逆阶段。淤滞在微循环内的黏稠血液在酸性环境中处于高凝状态，红细胞和血小板容易发生凝集并在血管内形成微血栓，甚至引起弥散性血管内凝血（DIC）。微循环处于"不进不出"的停滞状态。同时因凝血因子大量消耗和纤维蛋白溶解系统激活等原因，致内脏和全身广泛出血，组织坏死、器官功能障碍，最终形成多器官功能障碍综合征（MODS）。

2. 代谢变化 由于组织灌注不足和细胞缺氧，导致丙酮酸和乳酸产生过多，儿茶酚胺大量释放，血管紧张素和醛固酮增加，蛋白质分解加速等而使机体出现代谢性酸中毒、血糖升高、水钠潴留以及尿素氮、肌酐、尿酸增高等代谢变化。

3. 内脏器官的继发性损害 休克时内脏器官由于持续缺血、缺氧，组织器官发生变性、出血、坏死。休克持续超过 10 小时未纠正，可依次发生肺、肾、心、脑、肝、胃肠道等内脏器官功能损害。多系统器官功能障碍或衰竭是造成休克病人死亡的最主要原因。

（1）心 由于心肌缺血缺氧，心肌细胞损害，收缩力减弱，导致心功能下降。

（2）肺 由于肺泡表面活性物质减少，导致肺不张、肺水肿；同时因为低氧血症，肺动脉阻力增高，导致急性呼吸衰竭，呈进行性低氧血症和呼吸困难，临床上称为休克肺。

（3）脑 脑组织因为缺血缺氧发生脑水肿、颅内压增高，患者出现意识障碍。

（4）肾 由于有效循环血量降低，心排出量减少，造成急性肾功能衰竭。

（5）胃肠道 肠黏膜因灌注不足而遭受缺氧性损伤，可引起胃应激性溃疡和肠源性感染。

（6）肝 因为缺血缺氧性损伤，破坏肝的合成与代谢功能，导致受损肝的解毒和代谢能力下降。

二、病情评估

（一）健康史

（1）了解病人有无外伤大出血病史，有无肠梗阻、严重腹泻、大面积烧伤渗液等大量失液病史；是否存在严重的局部感染或脓毒症。发病后是否进行过补液等治疗。

（2）病人既往身体状况如何；是否伴有糖尿病、严重低蛋白血症及慢性肝肾疾病等。

（二）身心状况

1. 躯体表现 根据休克的病理和临床特征以及病人的身体状况，临床上一般将休克分为二期，即休克代偿期和休克抑制期；三度，即轻、中、重三度。轻度称为休克代偿期，中、重度称为休克抑制期（表 7-1）。

表 7-1 休克的躯体表现

分期	程度	神志	皮肤黏膜		脉搏	血压	体温	呼吸	尿量	其他	估计失血量
			色泽	温度							
休克代偿期	轻度	神志清楚，伴有痛苦表情，精神兴奋	开始苍白	正常，发凉	<100 次/分，尚有力	收缩压正常或稍升高，舒张压升高，脉压缩小 <30mmHg	正常	增快	正常		<20%（<800ml）

续表

分期	程度	神志	皮肤黏膜		脉搏	血压	体温	呼吸	尿量	其他	估计失血量
			色泽	温度							
休克抑制期	中度	神志尚清楚，表情淡漠，反应迟钝	苍白或发绀	发冷	100~200次/分，较弱	收缩压70~90mmHg，脉压更小<20mmHg	偏低（感染性休克可升高）	浅速	尿少	水电解质紊乱、酸碱平衡失调	20%~40%（800~1600ml）
	重度	意识模糊，甚至昏迷	显著苍白，肢端青紫或花斑状	厥冷（肢端更明显）	速而细弱，或摸不清	收缩压<70mmHg或测不到	偏低（感染性休克可升高）	微弱或不规则	少尿或无尿	水电解质紊乱、酸碱平衡失调、DIC、MODS	>40%（>1600ml）

2. 心理－社会状况 评估病人及家属对疾病的情绪反应、心理承受能力及对治疗和预后的了解程度。休克病人起病急、进展快，抢救时使用的监测治疗仪器较多，易使病人及家属有对病情危重和面临死亡的感受，出现不同程度的紧张、焦虑或恐惧心理。

（三）辅助检查

1. 血、尿和粪常规检查 红细胞计数、血红蛋白值可提示失血情况；血细胞比容增高表示血浆丢失；白细胞计数和中性粒细胞比例增高提示感染存在。尿比重增高常提示血容量不足。黑便或大便隐血试验阳性表明消化道出血。

2. 动脉血气分析 有助于了解有无酸碱失衡。动脉血二氧化碳分压（$PaCO_2$）正常值为 $4.8~5.9kPa$（$36~44mmHg$）。休克时，肺过度换气可致 $PaCO_2$ 低于正常，换气不足则 $PaCO_2$ 明显升高。若超过 $6.0~7.3kPa$（$45~55mmHg$）而通气良好，提示严重肺功能不全。$PaCO_2$ 高于 $8.0kPa$（$60mmHg$），吸入纯氧后仍无改善，应考虑有急性呼吸窘迫综合征（ARDS）存在。

3. 动脉血乳酸盐测定 反映细胞缺氧程度，正常值为 $1.0~1.5mmol/L$，休克时间越长，血流灌注障碍越严重，动脉血乳酸盐浓度也越高，提示病情严重、预后不良。

4. 血清电解质测定 测定血钾、钠、氯等可了解体液代谢或酸碱平衡失调的程度。

5. 血小板计数、纤维蛋白原、凝血酶原时间测定 血小板 $<80×10^9/L$、纤维蛋白原 $<1.5g/L$，凝血酶原时间较正常延长 3 秒以上时应考虑 DIC。

6. 中心静脉压（CVP） 代表右心房或胸腔段静脉内的压力，其变化可反映血容量和右心功能。正常值为 $0.49~0.98kPa$（$6~12cmH_2O$）。$<0.49kPa$（$5cmH_2O$）表示血容量不足；$>1.47kPa$（$15cmH_2O$）提示心功能不全；$>1.96kPa$（$20cmH_2O$）提示充血性心力衰竭。

7. 肺毛细血管楔压（PCWP） 反映肺静脉、左心房和左心室的功能状态。正常值为 $0.8~2.0kPa$（$6~15mmHg$）。低于正常提示血容量不足，高于正常提示左心压力增高。

三、救治与护理

（一）救治原则

休克的救治应针对导致休克的原因和不同的发展阶段特点采取相应的治疗措施。其治疗要点主要包括：尽快恢复有效循环血量；积极处理原发疾病；纠正酸碱代谢紊乱；保护重要脏器功能，预防 MODS 等。

（二）护理措施

1. 一般护理

（1）体位的安置　休克病人宜取平卧位或休克体位——中凹位，即将头和躯干抬高 20°～30°，下肢抬高 15°～20°，有利于增加回心血量及减轻呼吸困难。

（2）吸氧并保持呼吸道通畅　为改善细胞缺氧，病人应常规吸氧，氧流量 6～8L/min。同时，保持呼吸道通畅，昏迷病人头应偏向一侧或置入通气管，以免舌后坠或呕吐物误吸；有气道分泌物时应及时清除，防止肺部感染的发生。严重呼吸困难者，可行气管插管或气管切开，必要时用呼吸机辅助呼吸，避免误吸、窒息。

（3）保持正常体温　休克时病人体温降低，应予以保暖，室温以 20℃ 左右为宜。保暖时切忌使用热水袋、电热毯等直接进行体表加温，以防皮肤血管扩张而致心、脑、肺、肾等重要器官的血流灌注进一步减少；体表加温可增加局部组织耗氧量，加重缺氧，不利于休克的纠正。感染性休克高热时应予以物理降温，也可用 4℃ 等渗盐水灌肠，必要时结合药物降温。

（4）防止损伤和感染　休克时病人的检查和操作繁多，如穿刺、插管、导尿等而增加了损伤和感染的机会，故需严格无菌技术操作，操作要轻柔，减少损伤和感染的可能，可遵医嘱合理、正确应用有效抗生素。对烦躁或神志不清的病人，应加床旁护栏以防坠床，必要时以约束带适当固定肢体。同时注意保持病人床单清洁、平整、干燥、定时翻身、拍背，按摩受压部位皮肤，以防皮肤发生压疮。

2. 病情观察

（1）神志　反映脑组织血液灌注和全身循环状况。休克病人神志由兴奋转为抑制状态，表示脑缺氧加重病情恶化，经治疗病人神志转清、反应灵敏、对答自如，提示脑循环改善。

（2）生命体征　每 15～30 分钟测体温、脉搏、呼吸、血压一次，随时观察病人病情的变化。

①血压：若病人收缩压 <90mmHg、脉压 <20mmHg 是休克存在的表现；血压回升、脉压增大是休克好转的征兆。

②脉率：脉率的变化常先于血压的变化。休克早期脉率增快；休克加重时脉搏细弱，甚至摸不到。当血压还较低，但脉率已恢复且肢体温暖者，常表示休克趋向好转。可用脉率÷收缩压（mmHg）计算休克指数，指数为 0.5 多提示无休克，>1.0～1.5 提示有休克，>2.0 为重度休克。

③呼吸：包括观察呼吸的频率、节律、深度及氧疗效果。呼吸浅快不规则、咳嗽

及咳血性泡沫痰，需警惕心力衰竭、肺水肿的发生。呼吸 >30 次/分或 <8 次/分提示病情严重。

④体温：休克病人常有体温偏低，感染性休克病人可有高热。若体温突然升高至 40℃ 以上或突然降到 36℃ 以下提示病情危重。

（3）皮肤色泽和温度　反映末梢循环血液灌流情况。休克病人皮肤黏膜由苍白转为发绀，表示休克加重；发绀并出现皮下瘀点、瘀斑，则提示可能发生 DIC；若发绀程度减轻逐渐转为红润，肢体皮肤干燥温暖，说明末梢循环改善。

（4）尿量　反映肾血流灌注情况，间接提示全身血容量充足与否，是观察休克病情变化最简便有效的指标。在排除高渗利尿、尿崩、尿路损伤等情况后，尿量维持在 30ml/h 以上时，提示休克好转。若尿量持续少于 25ml/h，提示发生急性肾功能衰竭可能。

（5）辅助动态监测　定时监测血、尿、粪常规、血电解质、肝肾功能、血气分析、CVP、PCWP 等检查，了解休克状态和治疗效果。

3. 配合治疗护理

（1）快速恢复有效循环血量

①扩充血容量：是治疗休克的最基本措施，首选为平衡盐溶液，因其既能扩充血容量、降低血液稠度，又能缓解酸中毒素的作用。但不宜用乳酸钠林格溶液，以免加重体内乳酸的蓄积。应快速建立两条静脉通道，一条通过大静脉插管快速输液，同时可兼做中心静脉压测定；另一条从周围浅静脉输入药物，如血管活性药物等。一般先快速输入平衡盐溶液、等渗盐水等晶体液以增加回心血量和心每搏输出量，然后输入全血、血浆、白蛋白等胶体液以减少晶体液渗出血管外。

②合理补液：根据血压及 CVP 监测情况调整输液速度（表 7-2）。

表 7-2　CVP 与输液的关系

CVP	BP	原因	处理原则
低	低	血容量严重不足	充分补液
低	正常	血容量不足	适当补液
高	低	心功能不全或血容量相对过多	给强心药，减慢输液
高	正常	容量血管过度收缩	舒张血管
正常	低	心功能不全或血容量不足	补液试验*

* 补液试验：取等渗盐水 250ml，在 5~10 分钟内经静脉滴入，若血压不变而 CVP 升高 3~5cmH$_2$O，提示心功能不全；若血压升高而 CVP 不变，则提示血容量不足。

③记录出入量：准确记录输入液体的种类、数量、时间、速度等，并详细记录 24 小时出入量，作为治疗的依据。

（2）应用血管活性药物　休克病人常用血管活性药物缓解周围血管舒缩功能的紊乱，改善组织灌注，维持重要脏器的血供。护士应遵照医嘱给药并注意下述内容。

①血管扩张药：必须在补足血容量的基础上使用，否则可使有效循环血量减少，血压进一步下降。

②血管收缩药：静脉滴注时切忌漏到皮下，防止造成局部组织坏死。若不慎致药液外漏应立即拔针，并迅速用普鲁卡因或扩血管药局部封闭以解除血管痉挛。

③强心药：心功能不全者，遵医嘱给予强心药物如毛花苷 C 等治疗。用药时注意观察心律变化及药物的不良反应，并注意监测血压的变化，及时调整输液速度。

（3）纠正代谢紊乱　休克时由于微循环严重灌流不足，组织无氧代谢产生较多酸性物质而发生代谢性酸中毒。纠正酸中毒的首选药物为 5% 碳酸氢钠溶液。首次可于 1 小时内静脉滴入 100～200ml，以后随时参照 pH 及动脉血气分析结果，决定是否继续应用。用药时注意滴速要缓慢，首次用量一般宜在 2～4h 滴完。溶液不必稀释宜单独滴入，不加其他药物。

（4）维护重要脏器功能

①应用糖皮质激素和能量合剂：有利于改善心脏功能，可选用氢化可的松 200～500mg/d 或地塞米松 30～60mg/d，疗程 1～3 日为宜；能量合剂可选用三磷酸腺苷、辅酶 A、细胞色素 C 等。

②抗凝血药物：可防止弥散性血管内凝血，常用肝素抗凝，但需避免过量使用，以防发生自发性出血。

③利尿剂：有利于维护肾功能，适用于休克伴尿少的病人，常用呋塞米、利尿酸等。

（5）处理原发疾病　为抗休克的根本措施。应针对休克病因，积极配合医生采取有效措施处理原发疾病。如对大出血引起的休克，应在积极抗休克的同时迅速准备手术止血。对严重感染引起的休克，则应尽快恢复有效循环血量，当休克好转后，迅速处理原发感染病灶等。

4. 心理护理　对早期病人，应充分理解病人焦虑不安的心情，关心、安慰病人，给予耐心细致的护理。病情严重者，各项操作应轻柔，尽量减少病人的痛苦。

5. 健康指导

（1）加强休克的预防　对容易发生休克的疾病，应采取有效措施防止休克的发生。如对创伤病人要及时止痛、止血及包扎固定；对失血、失液较多者宜尽早扩充血容量；对严重感染者，按医嘱应用抗生素尽快控制感染等。

（2）对已发生休克者，应积极配合医生做好各种抢救措施，加强监测与护理，使休克得以及时纠正。

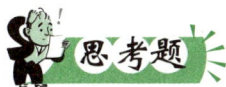

思考题

1. 休克的概念是什么？
2. 常见的休克有哪些？
3. 休克代偿期有哪些表现？

4. 什么是中心静脉压？实际工作中中心静脉压如何指导输液？

5. 如何对休克患者进行病情观察？

6. 休克患者在使用血管活性药物时需注意哪些问题？

（佘金文　尤雪剑）

第八章 | 创 伤

第一节 概 述

一、创伤的分类

创伤（trauma）是指机械因子作用于人体所造成的机体结构完整性破坏和功能障碍。随着现代社会的快速发展，致伤因素日渐多样化，创伤的发病率、致残率和死亡率均有增加趋势。因此，开展创伤的救治及预防成为急救医学、急救护理学的重要任务。创伤有多种分类方法。

1. 按致伤因素分类 包括锐器伤、挤压伤、火器伤、冲击伤等。

2. 按伤后皮肤完整性分类 伤部皮肤、黏膜完整者称闭合伤，如挫伤、扭伤、挤压伤、冲击伤等；伤部皮肤、黏膜破损者为开放伤，如擦伤、刺伤、切割伤、裂伤、撕脱伤和火器伤等。

3. 按受伤部位分类 可分为颅脑伤、颌面部伤、颈部伤、胸部伤、腹部伤、骨盆伤、脊柱脊髓伤、四肢损伤等。如多个脏器或多部位损伤，则称为多发伤。

4. 按伤情轻重分类

（1）轻伤 是指伤员局部软组织伤，意识清楚，仍可坚持工作，无生命危险，或只需小手术者。如无感染的软组织损伤、闭合性四肢骨折、轻度撕裂伤等。

（2）重伤 是指一般无生命危险，生命体征稳定，但需严密观察病情变化，尽可能在伤后 12h 内处理的创伤伤情。如广泛软组织损伤、肢体挤压伤等。

（3）危重伤 是指随时有生命危险，需紧急处理的伤情。分类核查（triage check-list）表列出的危及生命的条件包括：①收缩压 <11.97kPa（90mmHg）、脉搏 >120 次/分、呼吸 >30 次/分或 <12 次/分；②头、颈、胸、腹或腹股沟部穿透伤；③意识丧失或意识不清；④腕或踝以上创伤性断肢；⑤连枷胸；⑥有两处或两处以上长骨骨折；⑦3m 以上高空坠落伤。

二、创伤后的病理生理过程

创伤后机体迅速发生各种局部和全身性防御性反应，以利于对抗致伤因子的有害作用，维持内环境的稳定和促进机体的康复。但如反应过于强烈，对机体也会造成有害的影响，需要在治疗中加以调整。

1. 局部反应　局部反应是在多种细胞因子参与下所发生的创伤性炎症反应、细胞增生和组织修复过程。炎症反应与组织结构破坏、细胞变性坏死、微循环障碍、微生物入侵或异物存留有关。在致伤因子的刺激下，伤后数小时内即出现炎症反应，组织局部充血、渗出，在临床上表现为红、肿、热、痛。渗出过程中，纤维蛋白原转变为纤维蛋白，可充填组织损伤裂隙和作为细胞增生的网架；中性粒细胞经过趋化、吞噬作用，可清除组织内的细菌，单核细胞转变为巨噬细胞后可吞噬组织中的坏死组织碎片、异物颗粒。这种炎症反应是非特异性防御反应，有利于清除坏死组织、杀灭细菌及组织修复。但是反应过强可使血容量大量减少，组织内压增高，局部血液循环障碍发生组织坏死。而炎症反应被抑制，则会延迟愈合时间。因此，一般情况下的创伤性炎症有利于创伤修复。

2. 全身反应　全身性反应是因受到严重创伤时，机体受刺激所引起应激反应及代谢反应。主要反应是人体神经内分泌系统活动增强而导致一系列功能和代谢变化的过程，是一种非特异性应激反应。

（1）神经内分泌系统变化　由于疼痛、精神紧张、失血等刺激，使下丘脑－垂体－肾上腺皮质轴和交感神经－肾上腺髓质轴产生大量的儿茶酚胺、促肾上腺皮质激素（ACTH）、抗利尿激素（ADH）、生长激素（GH）和胰高血糖素；同时，肾素－血管紧张素－醛固酮系统也被激活。上述三个系统互相协调，共同调节全身各器官功能和代谢，以对抗致伤因素的损害作用。

（2）机体代谢变化　严重创伤后，机体发生以高能量消耗和高分解代谢为主要表现的代谢紊乱。受神经内分泌系统的影响，机体糖、蛋白质、脂肪分解加速，糖异生增加，而合成代谢减弱，表现为高糖血症、高乳酸血症、血中游离脂肪酸和酮体增加、尿素氮排出增加，机体发生负氮平衡、营养不良、酸中毒和水、电解质代谢紊乱，进一步加重机体组织细胞的结构和功能损害。

（3）免疫系统变化　严重创伤可引起免疫功能紊乱，其机制较为复杂，一般认为与免疫抑制因子、免疫抑制细胞和神经－内分泌－免疫功能网络紊乱有关。细胞免疫和体液免疫功能下降，将导致机体容易并发感染，严重的全身性感染是创伤常见且严重的并发症。

三、创伤评分系统

创伤评分是为判定损伤严重程度、指导创伤救治、预测创伤结局及评估救治质量而设定的量化标准。目前多使用院前评分、院内评分和 ICU 评分。

1. 院前评分　主要用于现场分类，是指医务人员对患者从受伤现场到入院确诊前进行伤情严重度定量判断的方法。该法简便易行，分类迅速，可为危重伤员的迅速救治创造条件。常用院前评分包括创伤指数（trauma index，TI）、创伤记分（trauma score，TS）、院前指数（prehospital index，PHI）、CRAMS 评分等。

（1）创伤指数（trauma index，TI）　该法适宜在事故现场作检伤分类之用，是从损伤部位、损伤类型、循环、呼吸和意识状态五个方面对患者进行伤情评估（表 8 - 1）。各项积分相加，以总分评定损伤严重程度，总分愈高，伤情愈重。TI < 9 分为轻度或中度伤；10～16 分为重度伤；17 分为严重创伤，约有 50% 的死亡率；21 分以上者病

死率剧增；29分以上者，80%于1周内死亡。

表8-1　创伤指数

分值	1	3	5	6
受伤部位	四肢	背部	胸部	头、颈、腹
损伤类型	撕裂伤	挫伤	刺伤	钝器伤、子弹伤
循环状态				
外出血	有			
血压（mmHg）	60～97	<60	测不到	
脉搏（次/分）	100～140	>140	<50	
呼吸	胸痛	呼吸困难	发绀	无呼吸
意识	嗜睡	恍惚	浅昏迷	深昏迷

（2）创伤记分（trauma score，TS）　该法选择循环（包括收缩压和毛细血管再充盈）、呼吸（频率和幅度）、格拉斯哥昏迷指数（Glasgow coma scale，GCS）等生理指标作参数，对患者进行伤情评估。每项指标记0～5分，5项分值相加为TS（表8-2）。TS有效值为1～16分，分值愈低，伤情愈重。1～3分者生理功能紊乱较严重，死亡率高达96%；4～13分者生理功能较严重，不及时救治易于死亡，而迅速、准确治疗可能存活，抢救价值很大；14～16分者，生理功能紊乱小，存活率高达96%。TS<12分为重伤标准。

表8-2　创伤记分（TS）

分值	0	1	2	3	4	5
（A）呼吸频率（次/分）	0	<10	>35	25～35	10～24	
（B）呼吸幅度	浅或困难	正常				
（C）循环收缩压	0	<50	50～69	70～90	>90	
（D）毛细血管充盈	无充盈	充盈延迟	正常			
（E）意识状态（GCS）		3～4	5～7	8～10	11～13	14～15

注：TS = A + B + C + D + E。

（3）修正的创伤记分（revised trauma score，RTS）　是针对TS灵敏度较低，危重患者易于遗漏，对脑损伤患者的严重性估计不足而提出的。该记分法进一步改进并简化了检测指标，增加了GCS的权重（表8-3）。RTS>11分为轻伤；RTS<11分为重伤；RTS评分愈低，伤情愈重。

表8-3　修正的创伤记分

分值	4	3	2	1	0
GCS	13～15	9～12	6～8	4～5	3
呼吸（次/分）	10～29	>29	6～9	1～5	0
收缩压（mmHg）	>89	76～89	50～75	14～9	0

（4）院前指数（pre-hospital：index，PHI）　以收缩压、脉搏、呼吸和意识四项

指标为参数，并结合伤类构成进行记分（表 8-4）。PHI 与其他评分方法相反，分数越高，代表伤情越重。总分 0~3 分为轻伤，死亡率为 0，手术率为 2%；4~20 分为重伤，死亡率为 16.4%，手术率为 49.1%。伴胸、腹穿通伤另加 4 分（总分 0~24 分）。

表 8-4 院前指数（PHI）

分值	0	1	2	3	5
收缩压（mmHg）	>100	86~100	75~85	0~74	
脉搏（次/分）	51~119			≥120	≤50
呼吸（次/分）	正常			浅或费力	<10 或需插管
意识状态	正常			模糊或烦躁	言语不能理解

（5）CRAMS 评分 见第三章表 3-1。

2. 院内评分 是指患者到达医院后，根据损伤类型及严重程度对伤情进行定量评估的方法，包括简明创伤分级和损伤严重度评分法。院内评分可用于预测预后，比较各医疗单位救治水平。

（1）简明创伤分级法（abbreviated injury' scale，AIS） 是对器官、组织损伤进行量化的评分方法，由诊断编码和损伤评分两部分组成，是一种适合各种创伤的早期分级评定标准。在 AIS-90 字典中，每一个伤员的伤情都可用一个 7 位数字表示（图 8-1）。第 6 位与第 7 位数字之间用小数点隔开，记为"XXXXXX.X"。小数点前的 6 位数为损伤的诊断编码，小数点后的 1 位数为伤情评分（有效值 1~6 分）。左起第 1 位数字表示身体区域，用 1~9 分别代表头、面、颈、胸、腹、脊柱、上肢、下肢和未特别指明的部位。左起第 2 位数代表解剖类型，用 1~6 分别代表全区域、血管、神经、器官（包括肌肉/韧带）、骨骼及头、意识丧失（loss of consciousness，LOC）。左起第 3、4 位数代表具体受伤器官代码，该区各个器官按照英文名词的第一个字母排序，序号为 02~99。左起第 5、6 位数表示具体的损伤类型、性质或程度（按轻重顺序），从 02 开始，用 2 位数字顺序编排以表示具体的损伤，同一器官或部位，数字越大代表伤势越重。左起第 7 位（即小数点后面一位）表示伤情严重性的代码，共分为六级，即：AIS 1 为轻度伤，AIS 2 为中度伤，AIS 3 为较严重伤，AIS 4 为严重伤，AIS 5 为危重伤，AIS 6 为极重伤。AIS 9 是对不明确器官或部位的损伤编码。在创伤研究中发现，AIS 评分值与各系统损伤严重度记分之间呈非线性关系，不能由后者简单相加或平均求得，对两个或两个以上部位的创伤也很难进行评定与比较，故仅适用于单个损伤的评定。

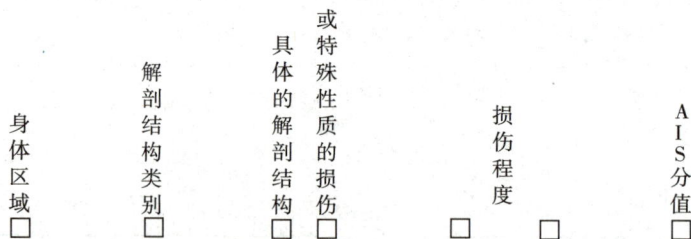

图 8-1 AIS-90 的数字编码

（2）损伤严重度评分（injury severity score, ISS） 该评分方法将人体分为 6 个区域（表 8-5），选择其中损伤最严重的 3 个区域，计算每一区域最高 AIS 值的平方和。ISS 的有效范围为 1 ~ 75 分。一般将 ISS = 16 作为重伤的解剖标准。ISS < 16 分定为轻伤，死亡率较小； > 16 分为重伤； > 25 分为严重伤。

表 8-5 ISS 的区域编码

编码	区域
1	头部或颈：脑、颈髓、颅骨、颈椎骨、耳
2	面部：口、眼、鼻和颌面骨骼
3	胸部：内脏、横膈、胸廓、胸椎
4	腹部或盆腔内脏器、腰椎
5	肢体或骨盆、肩胛骨
6	体表

注：ISS 所分区域不必与 AIS 的区域相一致。

（3）ICU 评分 目前评估 ICU 危重患者定量病情的常用方法是急性生理学及既往健康评分（acute physiology and chronic health evaluation, APACHE），该法能较为科学的评估患者严重程度和预测预后。此系统有 3 个版本：APACHE Ⅰ、APACHE Ⅱ 和 A-PACHE Ⅲ，其中 APACHE Ⅱ 评分法较常用，由 12 项生理生化指标（A）、年龄（B）、慢性疾病（C）三部分评分构成（表 8-6、8-7）。APACHE Ⅱ 评分为三部分得分之和。APACHE Ⅱ 的分值最大为 71 分，分值越大，伤情越重。但实际上得分 55 分以上者基本没有。当 APACHE Ⅱ > 20 分时，院内预测死亡率为 50%，所以 20 分为重症点。

表 8-6 APACHE Ⅱ APS 部分评分（A）

	+4	+3	+2	+1	0	+1	+2	+3	+4
肛温（℃）	≥41	39 ~ 40.9		38.5 ~ 38.9	36 ~ 38.4	34 ~ 35.9	32 ~ 33.9	30 ~ 31.9	≤29.9
平均动脉压（mmHg）	≥160	130 ~ 159	110 ~ 129		70 ~ 109		50 ~ 69		≤49
心率（次/分）	≥180	140 ~ 179	110 ~ 139		70 ~ 109		55 ~ 69	40 ~ 54	≤39
呼吸（次/分）	≥50	35 ~ 49		25 ~ 34	12 ~ 24	10 ~ 11	6 ~ 9		≤5
A - aDO$_2$（mmHg）	≥500	350 ~ 499	200 ~ 349		<200				
PaO$_2$（mmHg）					>70	61 ~ 70		55 ~ 60	<55
Na$^+$（mmol/L）	≥180	160 ~ 179	155 ~ 159	150 ~ 154	130 ~ 149		120 ~ 129	111 ~ 119	<110
K$^+$（mmol/L）	≥7	6 ~ 6.9		5.5 ~ 5.9	3.5 ~ 5.4	3 ~ 3.4	2.5 ~ 2.9		<2.5
肌酐（μmol/L）*	≥309	169 ~ 308	133 ~ 168		53 ~ 132		<53		
血细胞比容	≥0.60		0.5 ~ 0.599	0.46 ~ 0.499	0.30 ~ 0.459		0.20 ~ 0.299		<0.20
WBC（10^9/L）	≥40		20 ~ 39.9	15 ~ 19.9	3 ~ 14.9		1 ~ 2.9		<1
GCS 评分 = 15 - 实际 GCS 得分									

* 若伴有肾功能衰竭，肌酐加倍记分。

表 8 – 7　APACHE Ⅱ 年龄分 （B） 和慢性病分 （C）

年龄（岁）	分值	合并慢性病	分值
≤44	0	择期手术台	2
45～54	2		
55～64	3	非手术或急症手术后	5
65～74	5		
≥75	6		

　　APACHE Ⅲ 是 1991 年提出的 ICU 评分法，它是 APACHE Ⅱ 的改进型。APACHE Ⅲ 的数据库大于 APACHE Ⅱ，收集的指标更多，且更为客观，但在数据的收集上较 APACHE Ⅱ 更为烦琐。

第二节　多发伤

一、概述

　　多发伤是指同一致伤因素作用下，人体同时或相继有两个或两个以上解剖部位或脏器的严重创伤，且其中至少一处是可以危及生命的严重创伤，或并发创伤性休克。多发伤致伤因素外力大，致伤重，出血多，具体表现为：①多发性骨折、广泛性软组织伤；②同一器官有多处创伤；③同一体腔内有几个器官损伤；④同时存在两个或两个以上体腔损伤，各体腔也可有几个器官受伤。

　　多发伤具有以下特点：①伤情严重、复杂、伤情变化快，死亡率高；②不同器官的病情可以相互影响，加重损伤反应；③休克和低氧血症发生率高；④容易漏诊和误诊；⑤易发生感染等并发症。

　　在临床上，多发伤应与多处伤、复合伤、联合伤的概念相区分。①多处伤：指同一解剖部位或脏器有两处以上的损伤。②复合伤：指两种以上的致伤因素同时或相继作用于人体所造成的损伤。③联合伤：又称胸腹联合伤，是指创伤造成膈肌破裂，既有胸部伤，又有腹部伤。

二、伤情评估

（一）健康史

多发伤多由交通事故、工矿事故、意外事件和自然灾害等引起。

（二）身体状况

1. 危及生命的状况　　对多发伤早期的伤情检查，重点判断有无致命伤。如：①气道有无不畅或阻塞；②呼吸是否有通气不良、有无鼻翼扇动、胸廓运动是否对称、呼吸音是否减弱，特别注意有无张力性气胸、开放性气胸或连枷胸；③有无活动性大出血，血容量是否减少；④毛细血管充盈时间是否延长；⑤桡动脉、股动脉或颈内动脉搏动如何，用示、中二指指尖感觉有无脉搏搏动，感觉不到脉搏提示心搏停止；⑥是否有意识障碍、瞳孔是否等大等圆、对光反射是否正常、有无偏瘫或截瘫等。

2. 全身伤情评估 在进行紧急处理后，生命体征平稳的状况下，应迅速进行全身检查，对伤情做出全面评估。采用"CRASHPLAN"顺序检查法，以减少漏诊、误诊。CRASHPLAN 为心脏（cardiac）、呼吸（respiration）、腹部（abdomen）、脊柱（spine）、头部（head）、骨盆（pelvis）、四肢（limbs），动脉（arteries）、神经（nerves）九个解剖部位的英文单词第一个字母组成。评估应注意迅速、轻柔，不同病因伤病员评估的侧重点不同。但是绝不可以因为评估而延误抢救。根据以上评估，以确定救治的先后顺序。

3. 多发伤诊断提示 因同一致伤原因引起下列两条以上伤情者为多发伤：①颅骨骨折，伴有昏迷、半昏迷的颅内血肿，脑挫裂伤，颌面部骨折；②颈部外伤伴有大血管损伤、血肿、颈椎损伤；③多发性肋骨骨折，血气胸，肺挫伤，纵隔、心、大血管和气管损伤；④腹内出血，内脏损伤，腹膜后大血肿；⑤肾破裂，膀胱破裂，尿道断裂，阴道破裂，子宫破裂；⑥骨盆骨折伴有休克；⑦脊椎骨折伴有神经系统损伤；⑧上肢肩胛骨、长骨干骨折；⑨下肢长骨干骨折；⑩四肢广泛撕脱伤。

4. 辅助检查

（1）实验室检查 红细胞、血红蛋白与血细胞比容下降表示大量出血；血尿是泌尿系损伤的重要标志。血电解质和血气分析可了解水、电解质、酸碱平衡失调状况及有无呼吸功能障碍。其他血生化检查有助于了解肝肾功能状况。

（2）X 线检查 可用于诊断肋骨骨折、脊椎骨折、股骨骨折等。膀胱造影可用来协助诊断膀胱损伤。

（3）B 型超声检查 可用于诊断肝、脾、胰、肾等的损伤，并能根据脏器的形状和大小提示有无损伤，以及损伤的部位、程度和周围积血、积液情况。

（4）CT、MRI 检查 可用于协助颅骨骨折、脊椎骨折、脑挫裂伤等的诊断。

三、救治与护理

（一）救治

多发伤急救是一个序贯的过程，包括现场急救、转送、抗休克、重要脏器伤的专科处理等，任何环节处理不当都会影响伤员的生命安全。因此一定要重视多发伤的现场救护和急诊室救护。

1. 现场救护原则 先抢救生命，后保护功能；先重后轻，先急后缓。

（1）迅速脱离危险现场 救护人员到达现场后，首先应迅速排除可以继续造成伤害的原因，使伤员迅速安全地脱离危险环境。如将伤员从变形的车体、倒塌的建筑物中抢救出来，转移到安全、适宜的地方进行急救。搬运时注意动作轻柔，避免过快、过猛的动作，切忌将伤肢从重物下拉出来，以免造成继发性损伤。

（2）维持呼吸道通畅 呼吸道梗阻或窒息是受伤现场和输送途中伤员死亡的首要原因。可采取以下措施处理，恢复呼吸道通畅：①松开衣领，置伤员于侧卧位，或头转向一侧，以保持呼吸道通畅；②用手或用吸引器迅速清除口、鼻、咽喉部的异物、血块、分泌物及呕吐物等；③对颅脑损伤而有深昏迷及舌后坠的伤员，可托起下颌骨，使头后仰，牵出下坠的舌，将头偏向一侧，窒息多可以解除；④喉头水肿及颈部或面颌部外伤所致气道阻塞的伤员，可用大号针头进行环甲膜穿刺。

（3）及时有效止血　及时正确的止血是减少现场伤员死亡的重要措施，可采取指压法和加压包扎法控制明显的外出血。①可压住出血伤口近心端动脉干，迅速加压包扎，抬高患肢，以控制出血。②对无法止血的四肢大血管破裂，可用橡皮止血带或充气止血带。记录使用止血带时间，每30min～1h松解一次。解开止血带时不可突然松开，同时压住出血伤口以防止大出血造成休克。

（4）处理创伤性气胸　①在受伤现场，气量较少的闭合性气胸可不做处理。②胸部有开放性伤口时，应迅速用大型急救包或厚的敷料严密封闭伤口，变开放性气胸为闭合性气胸，如现场无无菌敷料，应立即用可得到的任何敷料覆盖，包扎要牢固可靠。③有张力性气胸、呼吸困难、气管明显移位者，应立即向患侧胸壁锁骨中线第2肋间插入带有活瓣的穿刺针排气减压。④对血气胸者进行胸腔闭式引流。⑤对胸壁软化伴有反常呼吸者应固定浮动胸壁。

（5）正确处理伤口　①有创面的伤口，用无菌敷料或清洁的毛巾、衣服、布类覆盖创面，用绷带或布条包扎。②外露的骨骼、肌肉、内脏等组织切忌回纳入伤口内，以免将污染物带入伤口或深部。不要随意去除伤口内异物或血凝块，以免发生大出血。③颅脑伤，应用敷料或布类物品做一大于伤口面积的圆环放在伤口周围，然后包扎，防止颅骨骨折碎片在包扎时陷入颅内。④有内脏脱出的腹部伤，先用大块无菌纱布盖好内脏，后用凹形物（如饭碗）扣上或用纱布、绷带等做成环状保护圈，再用绷带、三角巾包扎伤口，以免内脏继续脱出。⑤骨折部位要妥善包扎固定，以免骨折端发生异常活动，加重损伤。

（6）妥善保护离断肢体　用无菌急救包或清洁的布料包扎好离断肢体，有条件者可装入塑料袋内，周围置冰块，低温保藏，以减慢组织的变性和防止细菌滋生繁殖，但切忌使冰水浸入断肢创面或血管腔内。断肢应随同伤员运送医院。如伤势严重，不能立即行再植手术，应将断离肢体送至手术室，处理后低温保存，待伤员全身情况许可时，立即行再植手术。

（7）积极纠正休克　给予休克患者迅速地止血、输液扩容和应用抗休克裤。在现场没有血压计的情况下，可用手触动脉法估计血压状况。

（8）现场观察　了解受伤原因、暴力情况、受伤时间，最初的体位、神志和出血量等，并做好记录，以便向医院救治人员提供详细伤情，以助于判断病情、估计出血量和指导治疗。

2. 急诊室救护　急诊室救护原则首先要维持生命安全。主要包括：解决呼吸道阻塞或呼吸功能紊乱引起的呼吸功能衰竭和心跳呼吸骤停；制止大出血；预防、纠正休克造成的循环功能衰竭。

（1）维持呼吸道通畅　及早清除呼吸道阻塞物，畅通气道，给予氧气吸入，必要时行气管插管或气管切开，应用呼吸机辅助呼吸。

（2）积极抗休克 积极补充有效的循环血量。如休克患者合并肢体或内脏的严重创伤，应在积极抗休克的同时紧急手术止血。

（3）正确处理胸部损伤 有反常呼吸运动者，用厚棉垫压在"浮动"的胸壁处，用胶布固定，亦可用巾钳肋骨悬吊法或者胸廓外固定外加呼吸机正压通气。有气胸者，尽快穿刺抽气、闭式引流、必要时开胸手术。

（4）颅脑损伤的处理 应用甘露醇、高渗糖、呋塞米等；给予脑部降温；限制液体入量，成人每天不超过 2000ml。颅内血肿一旦诊断明确，应尽快钻孔减压。

（5）腹部内脏损伤的处理 疑有腹腔内出血者，立即行腹腔穿刺术、B 超探查。尽快输血，防治休克，做好术前准备，尽早剖腹探查。

（6）骨科处理 多发性创伤患者90%以上合并骨折，骨盆骨折易引起出血性休克，可直接危及患者生命。开放性骨折、经关节的骨折或合并有神经和血管损伤的骨折应在迅速纠正全身情况后尽早手术治疗。

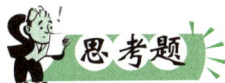

思考题

1. 什么叫危重伤？危及生命的条件有哪些？
2. 创伤指数是根据哪些方面进行评估的？
3. 什么叫多发伤？
4. 针对创伤伴有出血的患者如何进行有效的止血？
5. 现场救护时如何处理离断的肢体？

（赖 青 袁荣华）

第九章 | 理化因素损伤

第一节 中 暑

中暑（heat illness）是指高温或烈日暴晒等引起体温调节功能紊乱所致体热平衡失调、水电解质代谢紊乱或脑细胞受损而致的一组急性临床综合征。随着人们工作环境及劳动保护条件的改善，职业中暑已明显减少，但是，人群普遍面临着机体热耐受能力的下降，常导致局部地区夏季高温期间发生居民（生活）中暑病例，尤其多见于老年人。

一、中暑的病因与发病机制

（一）病因

中暑的发病原因可概括为引起机体产热增加、热适应能力下降和散热不足的因素。

1. 机体产热增加　高温或高湿、烈日或通风不良环境中长时间从事繁重体力劳动或体育运动，以及发热、甲状腺功能亢进症等代谢增强。

2. 机体热适应能力差　高血压、冠心病、肺源性心脏病、糖尿病、神经系统疾患者等慢性疾病及肥胖、营养不良、年老体弱、孕产妇、过度疲劳、缺少体育锻炼、睡眠不足、饮酒、饥饿等，以及突然进入热区旅游或工作和恒温下生活及作业的人群突然进入高温环境。

3. 机体散热障碍　湿度较大、过度肥胖、穿紧身或透气不良衣裤，先天性汗腺缺乏症、硬皮症、痱子、大面积皮肤烧伤后瘢痕形成，服用抗胆碱能药、抗组胺药、抗抑郁药、β受体阻滞剂、利尿剂、吩噻嗪类等药物，以及脱水、休克、心力衰竭等循环功能不全等患者。

（二）发病机制

当外界环境温度增高时，机体大量出汗，引起失水、失盐。若机体以失盐为主或单纯补水，导致血钠降低，易发生热痉挛；大量液体丧失会导致失水、血液浓缩、血容量不足，若同时发生血管舒缩功能障碍，则易发生外周循环衰竭；当外界环境温度增高，机体散热绝对或相对不足，汗腺疲劳，引起体温调节中枢功能障碍，致体温急剧增高，产生严重的生理和生化异常而发生热射病。

二、中暑的临床表现

（一）先兆中暑

高温环境下，出现头痛、头晕、口渴、多汗、四肢无力发酸、注意力不集中、动作不协调等症状。体温正常或略有升高。如及时转移到阴凉通风处，补充水和盐分，短时间内即可恢复。

（二）轻症中暑

体温往往在38℃以上。除头晕、口渴外往往有面色潮红、大量出汗、皮肤灼热等表现，或出现四肢湿冷、面色苍白、血压下降、脉搏增快等表现。如及时处理，往往可于数小时内恢复。

（三）重度中暑

除具有轻度中暑症状外，伴有高热、痉挛、晕厥和昏迷。重度中暑可分为以下几种类型。

1. 热痉挛　多见于健康青壮年。主要表现有严重的肌痉挛伴有收缩痛，故称热痉挛。肌痉挛以四肢及腹部等肌肉为多见。痉挛呈对称性，时发时愈，轻者不影响工作，重者疼痛剧烈，体温多正常。症状的出现可能与严重体钠缺失和过度通气有关。热痉挛可以是热射病的早期表现。

2. 热衰竭　多见于老年人、儿童和慢性疾病患者，在热应激情况时因机体对热环境不适应引起脱水、电解质紊乱、外周血管扩张，周围循环容量不足而发生虚脱。可有明显脱水征，如心动过速、低血压、直立性晕厥。体温可轻度升高，无明显中枢神经系统损害表现。

3. 热（日）射病　是一种致命性急症，又称中暑高热，以高热、无汗和意识障碍"三联症"为典型表现。中暑常在高温环境下工作数小时后发生，老人、体弱和有慢性疾病患者常在夏季气温持续高温数天后发生，热应激机制失代偿，使中心体温骤升，导致中枢神经系统和循环功能障碍。体温可高达41℃以上，查有皮肤干热、谵妄、昏迷、抽搐、呼吸急促、心动过速、瞳孔缩小、脑膜刺激征等表现，严重者出现休克、心力衰竭、脑水肿、肺水肿、ARDS、急性肾功能衰竭、急性重型肝炎、DIC、MODS。

头部直接受太阳辐射，患者初感头痛、头晕、眼花、耳鸣、恶心，继而头痛剧烈、呕吐、淡忘、昏迷，头部温度常较体温高，此称日射病，属热射病的特殊类型。

三、中暑的现场救护措施

1. 改变环境　立即撤离高温环境，在阴凉通风处或20～25℃房间内，解开或脱去外衣，病人取平卧位安静休息。

2. 降温　轻症病人可反复用冷水擦拭全身，直至体温低于38℃；体温持续在38.5℃以上者可口服水杨酸类解热药物。

3. 补充水分和电解质　口服凉盐水及其他清凉饮料，有循环衰竭者由静脉补给生理盐水并加葡萄糖液或氯化钾液。

一般先兆中暑和轻度中暑的病人经现场救护后均迅速恢复正常，但对疑为重度中暑者，应立即转送医院救治。

四、中暑的院内救护方法

（一）院内救治

1. 降温治疗 降温速度与预后密切相关，通常应在 1 小时内使直肠温度降至 37.8~38.9℃。

（1）环境降温 及时将患者搬人室温 <20℃ 的空调间内或在室内放置冰块、井水等。

（2）体表降温 头部降温可采用冰帽、电子冰帽，或用装满冰块的塑料袋紧贴两侧颈动脉处及双侧腹股沟区。全身降温可使用冰毯，或用冰水擦拭皮肤。

（3）体内降温 可用 4~10℃ 5% 葡萄糖盐水 1000~2000ml 静脉滴注，开始时滴速控制在 30~40 滴/分；也可用冰盐水 200ml 进行胃或直肠灌洗；或用低温透析液（10℃）进行血液透析。

（4）药物降温 应用氯丙嗪 25~50mg，加入 250~500ml 4℃ 的葡萄糖盐水内，静脉滴注 1~2h，同时严密监测血压，一般在 2~3h 内降温。如滴完后仍然未有体温下降趋势，可用等剂量重复一次。氯丙嗪有抑制体温调节中枢，扩张外周血管，松弛肌肉及减低代谢等作用，但低血压病人禁用。纳洛酮 0.8~1.2mg 静脉滴注，0.5~1h 重复应用一次，有明显降温、促醒、升压等效果。

2. 补钠和补液，维持水、电解质平衡，纠正酸中毒 低血压时应首先及时输液补足血容量，必要时应用升压药，如多巴胺。

3. 防治脑水肿 应迅速降低颅内压，静脉滴注 20% 甘露醇、糖皮质激素、人体白蛋白，静脉注射呋噻米，抽搐时使用氯丙嗪或地西泮。

4. 对症处理 保持呼吸道通畅，吸氧，昏迷或呼吸衰竭者行气管插管，用人工呼吸机辅助通气；肺水肿时可给予毛花苷 C、呋塞米、糖皮质激素和镇静剂；应及时发现和治疗肾功能不全；防治肝功能不全和心功能不全；控制心律失常；给予质子泵抑制剂预防上消化道出血；适当应用抗生素预防感染等。

（二）护理要点

1. 密切观察病情变化

（1）降温效果的观察

①降温过程中应密切监测肛温，每 15~30min 测量一次，根据肛温变化调整降温措施。

②观察末梢循环情况，以确定降温效果。如患者高热而四肢末梢厥冷、发绀，可提示病情加重；经治疗后体温下降、四肢末梢转暖、发绀减轻或消失，则提示治疗有效。

③如有呼吸抑制、深昏迷、血压下降（收缩压 <80mmHg）则停用药物降温。

（2）并发症的监测

①观察水、电解质失衡。

②监护急性肾功能衰竭，留置导尿，正确记录尿量，测尿比重，以观察肾功能状况，必要时做血液透析。

③监护脑水肿，密切监测神志、瞳孔、脉搏、呼吸的变化，应用激素和脱水剂。

④监护感染与 DIC，密切观察体温变化，监测皮肤黏膜、穿刺部位有无出血倾向，有无某些脏器出血，如咯血、呕血、便血、血尿、颅内出血等。监测动脉血气和凝血功能，注意凝血酶时间、疑血活酶时间、血小板计数和纤维蛋白原，以防 DIC 发生。

（3）观察与高热同时存在的其他症状如是否伴有寒战、大汗、咳嗽、呕吐、腹泻、出血等，以协助医生明确诊断。

2. 保持有效降温

（1）冰水乙醇敷擦时应注意冰袋放置位置准确，及时更换，尽量避免同一部位长时间直接接触，以防冻伤。擦拭时应顺着动脉走行方向进行，大动脉处应适当延长时间，以提高降温效果。

（2）乙醇全身擦浴的手法为拍打式擦拭背、臀及四肢。擦浴前头部放冰袋，以减轻头部充血引起的不适，足底放热水袋以增加擦浴效果。禁擦胸部、腹部及阴囊处。

（3）冰水擦拭和冰水浴者，在降温过程中，必须用力按摩患者四肢及躯干，以防止周围血管收缩，导致皮肤血流淤滞。

（4）老年人、新生儿、昏迷、休克、心力衰竭、体弱或伴心血管基础疾病者，不能耐受 4℃冰浴，应禁用。必要时可选用 15～16℃冷水浴或凉水淋浴。

（5）应用冰帽、冰槽行头部降温时，应及时放水和添加冰块。

3. 对症护理

（1）保持呼吸道通畅休克患者采取平卧位，头偏向一侧，可防止舌后坠阻塞气道，及时清除鼻咽部分泌物，吸氧，必要时应用机械通气。

（2）口腔护理清洁口腔，以防感染与溃疡。

（3）皮肤护理高热大汗者应及时更换衣裤及被褥，注意皮肤清洁卫生，定时翻身，防止压疮发生。

（4）惊厥的护理应置患者于保护床内，防止坠床和碰伤。为防止舌咬伤，床边应备开口器与舌钳。

（5）饮食护理以清淡为宜，给细软、易消化、高热量、高维生素、高蛋白、低脂肪饮食。鼓励患者多饮水、多吃新鲜水果和蔬菜。

第二节 淹 溺

淹溺（drowning）又称溺水，是一种淹没或沉浸在液性介质中并导致呼吸损伤的过程，由于罹难者气道入口在液体与空气界面之下，因而无法呼吸空气（窒息），引起机体缺氧和二氧化碳潴留。通常将因淹溺而死亡称为溺死。

液体吸入肺所至称为湿性淹溺；因喉痉挛所至无（或很少）液体吸入肺，称为干性淹溺。发生淹溺的液性介质以海水和淡水最常见。

一、淡水淹溺和海水淹溺的病理特点

1. 淡水淹溺　一般而言江河、湖泊中的水渗透压低，属于淡水。当人体大量吸入淡水后，低渗性液体经肺组织渗透迅速渗入肺毛细血管而进入血液循环，血容量剧增而引起肺水肿和心力衰竭。红细胞在低渗血浆中破坏而发生血管内溶血，引起血红蛋白血症和高钾血症甚至心脏骤停。过量的血红蛋白堵塞肾小管引起急性肾功能衰竭。淡水进入血液循环稀释血液还可引起低钠、低氯及低蛋白血症。

2. 海水淹溺　海水含 3.5% 氯化钠、大量钙盐和镁盐。海水对呼吸道和肺泡有化学性刺激作用，肺泡上皮细胞和毛细血管内皮细胞损伤后，大量蛋白质及水分向肺泡腔和肺泡间质渗出，引起肺水肿。高钙血症可引起心动过缓和各种传导阻滞，甚至心脏骤停；高镁血症可抑制中枢神经和周围神经功能，使横纹肌收缩力减弱、血管扩张、血压降低。

表 9 – 1　海水淹溺与淡水淹溺的病理改变特点比较

	海水淹溺	淡水淹溺
血容量	减少	增加
血液性状	血液浓缩	血液稀释
红细胞损害铀	很少	大量
血浆电解质变化	高血钠、高血钙、高血镁	低钠、低氯、低蛋白血症，高钾血症
心室颤动	极少发生	常见
主要致死原因	急性肺水肿和脑水肿、心力衰竭	急性肺水肿和脑水肿、心力衰竭、室颤

二、淹溺的现场救护原则

1. 迅速将淹溺者救出水面　救护者应镇静，尽可能脱去衣裤，尤其要脱去鞋靴，游至淹溺者附近，从其背后接近，用一只手从背后抱住淹溺者头颈，另一只手抓住淹溺者手臂，游向岸边，防止被淹溺者紧紧抱住。

2. 畅通呼吸道　立即清除淹溺者口、鼻中的杂草、污泥，有义齿者取出义齿，并将舌拉出，对牙关紧密者，可先捏住两侧颊肌然后再用力将口启开，松解领口和紧裹的内衣、胸罩和腰带，保持呼吸道通畅。

3. 倒水处理　将患者腹部置于抢救者屈膝的大腿上，头部向下，按压背部迫使呼吸道和胃内的水倒出，也可将淹溺者面朝下扛在抢救者肩上，上下抖动而排水。但不可因倒水时间过长而延误心肺复苏。

4. 心肺复苏　对呼吸、心搏停止者应迅速进行心肺复苏。口对口吹气量要大。有条件时及时给予心脏电除颤，并尽早行气管插管，吸入高浓度氧。

5. 迅速转送医院　在患者转运过程中，不应停止心肺复苏。

三、院内救护要点

（一）院内救治

（1）迅速将病人安置于抢救室内，换下湿衣裤，注意保暖。

（2）维持呼吸功能　给予高流量吸氧，对行人工呼吸无效者应行气管内插管予正压给氧，同时湿化瓶中盛 40% ~ 50% 的乙醇溶液。必要时行气管切开，机械辅助呼吸。静脉注射呼吸兴奋剂，如洛贝林、尼可刹米等。

（3）维持循环功能　病人心跳恢复后，常有血压不稳定或低血压状态，应注意监测有无低血容量，掌握输液的量和速度，有条件者行 CVP 监测。

（4）对症处理　①纠正低血容量：淡水淹溺而血液稀释者，静脉滴注 3% 氯化钠溶液 500ml，必要时可重复一次。对海水淹没溺者，可予 5% 葡萄糖溶液或右旋糖酐 -40。②防治脑水肿：使用大剂量肾上腺皮质激素和脱水剂防治脑水肿。③防治肺部感染：由于淹溺时常有异物吸入气管，易发生肺部感染，应予抗生素预防或治疗。④防治急性肾功能衰竭。⑤纠正水、电解质和酸碱失衡。

（二）护理要点

1. 密切观察病情变化

（1）严密观察患者的神志、呼吸频率及深度，判断呼吸困难程度。观察有无咳痰，痰的颜色、性质，听诊肺部啰音及心率、心律情况，测量血压、脉搏。

（2）注意监测尿的颜色、性质、量，准确记录尿量。

2. 输液护理　对淡水淹溺者应严格控制输液速度，从小剂量、低速度开始，避免短时间内大量液体输入加重血液稀释程度；对海水淹溺者，应及时输入 5% 葡萄糖或血浆等液体，切忌输入生理盐水。

3. 复温护理　对于淹溺者，水温越低，人体的代谢需要越小，存活机会越大。某些淹溺者在冷水中心脏停搏 30min 后仍可复苏。但是低温亦是淹溺者死亡的常见原因，在冷水中超过 1h 复苏很难成功，特别是海水淹溺者。因此，及时复温对患者的预后非常重要。患者心跳呼吸恢复以后，应脱去湿冷的衣物，以干爽的毛毯包裹全身予以复温。其他复温方法尚有热水浴法、温热林格液灌肠法等。注意复温时速度不能过快，使患者体温恢复到 30 ~ 32℃，并尽快送至医院，在良好条件下进行复温。

4. 做好心理护理　消除患者焦虑与恐惧心理，向其解释治疗措施和目的，使其能积极配合治疗。对于自杀淹溺的患者应尊重其隐私权，引导其正确对待人生、事业和他人。保持心理反应的适度，防止心理反应的失常，同时做好其家属的思想工作，使患者打消自杀念头。

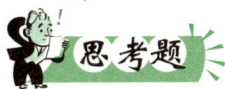

思考题

1. 何谓中暑？重度中暑可分几种类型，分别有什么临床表现？

2. 中暑病人应如何实施现场救护？

3. 如何为中暑病人实施正确的降温措施？

4. 海水淹溺与淡水淹溺所造成的病理改变分别有何特点？

5. 简述淹溺患者的救治原则。

6. 对于淹溺患者如何进行倒水处理？

（郭梦安）

第十章 | 急性中毒

第一节 概 述

一、毒物及中毒的概念

某些物质接触人体或进入人体后，在一定条件下，与体液、组织相互作用，损害组织，破坏神经及体液的调节功能，使正常生理功能发生严重障碍，引起一系列症状体征，称为中毒（poisoning）。能引起中毒的外来物质称为毒物（poison）。

毒物的毒性较剧或短时间内大量、突然地进入人体内，迅速引起症状甚至危及生命者称为急性中毒（acute poisoning）。急性中毒发病急骤、病情凶险、变化迅速，如不及时救治，可危及生命。毒物少量、持续地进入人体，蓄积起来，并积累到一定量时所引起的中毒称为慢性中毒（chronic poisoning）。

二、急性中毒的发病机制

（一）毒物的吸收、代谢与排出

毒物主要通过呼吸道、消化道、皮肤及黏膜等途径侵入人体。在工农业生产中，毒物主要以粉尘、蒸汽、气体、烟雾的形式由呼吸道吸入，常见的有一氧化碳（CO），这是毒物进入人体最方便、最迅速，也是毒性作用发挥最快的一种途径。生活性中毒，大多数毒物是经口食入，由消化道吸收的毒物主要是有机磷农药、乙醇、催眠药、毒蕈等。脂溶性毒物，如有机磷、苯类，可透过完整的皮肤、黏膜侵入。毒蛇咬伤时，毒液可经皮肤或黏膜伤口进入体内。

毒物吸收后经血液分布于全身，主要在肝脏代谢。多数毒物代谢后毒性降低，但少数毒物代谢后毒性反而增强，如对硫磷氧化为对氧磷后，毒性较原来增加约300倍。

体内毒物主要由肾脏排出，气体和易挥发毒物还可以原型经呼吸道排出，某些重金属如铅、汞、锰、砷等可由消化道和乳汁排出。

（二）中毒机制

1. 局部刺激、腐蚀作用 强酸、强碱可吸收组织中的水分，并与蛋白质或脂肪相结合，使细胞变性、坏死。

2. 缺氧 一氧化碳、硫化氢、氰化物等窒息性毒物可阻止氧的吸收、转运或利用，使机体组织和器官缺氧。

3. 受体的竞争 阿托品可阻断毒蕈碱受体，出现心跳加快、瞳孔散大等中毒症状。

4. 抑制酶的活性 毒物由于抑制人体酶的活力而引起毒性作用。如有机磷农药抑制胆碱酯酶，重金属抑制含巯基的酶，氰化物抑制细胞色素氧化酶等。

5. 干扰细胞膜或细胞器的生理功能 四氯化碳在体内经酶催化形成三氯甲烷自由基，后者可作用于肝细胞膜，并使线粒体、内质网变性，肝细胞坏死。

6. 麻醉作用 有机溶剂（苯、汽油、煤油等）和吸入性麻醉药均具有强亲脂性，脑组织和细胞膜脂类含量高，该类物质可以通过血 - 脑屏障，进入脑内而蓄积于脑细胞膜上，干扰氧和葡萄糖进入细胞内而抑制脑功能。

三、急性中毒的护理评估

（一）病史采集

采集病史是评估的重要环节。重点询问职业史和中毒史，接触的毒物种类和数量、接触途径、有无伴发病情况。非生产性中毒者，要了解患者的精神状态、本人或家人经常服用的药物，最好能收集患者可能盛放毒物的容器、纸袋和剩余毒物。怀疑一氧化碳中毒时，需查问室内炉火和通风情况、有无煤气泄露、当时同室其他人员是否也有中毒表现。

（二）临床表现

各种中毒的症状和体征取决于毒物的毒理作用、进入机体的途径、剂量和机体的反应性。

1. 皮肤黏膜症状

（1）皮肤灼伤　强酸、强碱腐蚀。

（2）樱桃红　氰化物、CO 中毒。潮红：乙醇、抗胆碱药（含蔓陀罗类）等中毒。

（3）发绀　亚硝酸盐、苯、硝基化合物等中毒。

（4）无汗　抗胆碱药中毒。多汗：有机磷毒物、毒蘑菇、解热镇痛剂等中毒。

（5）牙痕　毒蛇和毒虫咬伤。

2. 眼部症状

（1）瞳孔扩大　乙醇、抗胆碱药、苯丙胺类、可卡因等中毒。

（2）瞳孔缩小　有机磷毒物、吗啡、阿片类等中毒。

（3）视力障碍　有机磷毒物、甲醇、肉毒毒素等中毒。

3. 口腔症状

（1）流涎　有机磷毒物、毒蘑菇等中毒。

（2）口干　抗胆碱药、苯丙胺类等中毒。

4. 呼气、呕吐物和体表的气味

（1）酒味　乙醇及其他醇类化合物中毒。

（2）蒜臭味　有机磷农药、磷等中毒。

（3）苦杏仁味　氰化物及含氰苦果仁等中毒。

（4）尿味　氨水、硝酸铵中毒。

（5）其他有特殊气味的毒物　汽油、煤油、苯、硝基苯等中毒。

5. 呼吸系统症状

（1）呼吸减慢　阿片类、镇静催眠药等中毒。

（2）呼吸加快　引起酸中毒的毒物如水杨酸、甲醇。

（3）肺水肿　刺激性气体、有机磷农药等中毒。

6. 神经系统症状

（1）中毒性脑病　有机磷杀虫药、一氧化碳等中毒。

（2）中毒性周围神经病　铅、砷中毒。

7. 循环系统症状

（1）心率失常　抗胆碱药、拟肾上腺素药、有机磷毒物、毒蘑菇、乌头碱、洋地黄类药物等中毒。

（2）休克　奎宁、奎尼丁中毒。

（3）心脏骤停、中毒性心肌病变　洋地黄类、奎尼丁、河豚鱼等中毒。

8. 消化系统症状

（1）呕吐　有机磷毒物、毒蘑菇中毒。

（2）腹绞痛　有机磷毒物、毒蘑菇、巴豆、砷及汞化合物、腐蚀性毒物中毒。

（3）腹泻　毒蘑菇、砷及汞化合物、巴豆、蓖麻子中毒。

9. 泌尿系统症状

（1）肾小管坏死　升汞、四氯化碳、氨基苷类抗生素、毒覃等中毒。

（2）肾小管堵塞　砷化氢中毒。

（3）肾缺血　引起休克的毒物中毒。

10. 血液系统症状

（1）溶血性贫血　砷化氢、苯胺、硝基苯等中毒。

（2）再生障碍性贫血　氯霉素、抗肿瘤药、苯等中毒。

（3）出血　阿司匹林、肝素、香豆素类、蛇毒等中毒。

（三）实验室检查

1. 毒物检测　从可疑物质、食物和水检查毒物；也可从中毒患者呕吐物、洗胃液、血液、尿液检查毒物或其分解产物。

2. 其他检查　包括血液学检测（如酶活性测定、碳氧血红蛋白、高铁血红蛋白测定）、血气分析、肝肾功能、血清电解质、心电图、血糖、X 线、CT 等检查。

四、急性中毒的救治原则

（一）评估生命体征

心跳骤停者应立即行心肺复苏，呼吸道梗阻应立即清理呼吸道，解除梗阻。并迅速建立静脉通路，确保各项治疗进行。

（二）迅速脱离有毒环境

口服毒物要立即停止服用；呼吸道侵入有毒气体或蒸汽、雾气要立即将患者转移

82

到空气新鲜的地方；对于从皮肤侵入的毒物，除脱离现场外，还要立即脱去污染的衣物，并用大量温水清洗接触部位的皮肤。

（三）清除尚未被吸收的毒物

1. 清除呼吸道内毒物 脱离染毒环境，撤至通风良好、空气新鲜的地方，保持呼吸道通畅。及早吸氧，必要时给予高压氧治疗。

2. 清除皮肤上的毒物 脱去染毒衣服，用棉花、卫生纸吸去肉眼可见的液态毒物，用镊子夹去毒物颗粒，使用大量清水或肥皂水冲洗体表，包括毛发、指甲、皮肤褶皱处。

3. 清除眼睛内毒物 若眼部接触到毒物时，不可用中和性溶液冲洗，以免发生化学反应造成角膜、结膜的损伤，应采用大量清水或生理盐水冲洗。

4. 清除胃肠道内毒物 常用催吐、洗胃、导泻、使用吸附剂、灌肠等方法清除胃肠道内尚未被吸收的毒物，早期彻底清除毒物可使病情明显好转。

（1）催吐 昏迷、惊厥、口服腐蚀剂者、原有食管胃底静脉曲张、主动脉瘤及消化性溃疡患者禁忌催吐。

①机械催吐：让患者饮温开水 300 ~ 500ml，然后用压舌板或手指刺激咽后壁或舌根部引起呕吐。

②药物催吐：吐根糖浆 15 ~ 20ml 加入 200ml 水中分次口服催吐。

（2）洗胃 是迅速清除胃内毒物的有效方法，一般在服毒后 6h 内洗胃效果最佳，但超过 6h，由于中毒后吸收减慢，部分毒物仍可滞留在胃内，故多数有洗胃的必要。洗胃适用于除腐蚀性毒物中毒外所有服毒患者。强腐蚀剂中毒、惊厥未控制者、原有食管胃底静脉曲张或消化道出血者禁忌洗胃。

洗胃时，患者取头低脚高左侧卧位。选用粗大胃管，经口腔或鼻腔向下插入 50cm 左右。胃管到达胃内后，首先抽出全部胃液留作毒物分析，然后注入适量温开水反复灌洗，直至回收液清亮、无特殊气味。一次洗胃液体总量至少 2 ~ 5L，有时可达 6 ~ 8L，对有机磷农药中毒患者应重复多次洗胃。

对不明原因的中毒，一般用清水洗胃。如已知毒物种类，则应选择特殊洗胃液（表 10 – 1）。

表 10 – 1　洗胃液的选择及其适应证

洗胃液	适应证	注意事项
清水或生理盐水	砷、硝酸银及不明原因的中毒	儿童宜用生理盐水
牛奶、蛋清	腐蚀性毒物、硫酸铜	
液体石蜡	硫磺、汽油、煤油	口服液体石蜡后再用清水洗胃
1∶5000 高锰酸钾	催眠药、氰化物、砷化物、无机磷	对硫磷中毒禁用
2% 碳酸氢钠	有机磷农药、苯、汞等	敌百虫及强酸禁用
0.3% 过氧化氢	阿片类、氰化物、高锰酸钾等	
10% 活性炭	河豚毒、生物碱及其他多种毒物	

续表

洗胃液	适应证	注意事项
3%～5%醋酸、食醋	氢氧化钠、氢氧化钾等	
5%～10%硫代硫酸钠	氰化物、汞、碘、铬、砷等	

（四）促进已吸收毒物的排泄

1. 强化利尿及改变尿液酸碱度　大量输液加利尿剂，用以排出那些大部分分布于细胞外液、与蛋白质结合少、主要经肾由尿排出的毒物或代谢产物。碱性利尿（静脉滴注5%碳酸氢钠使尿pH达到7.5～9.0）对下列毒物排泄效果好：苯巴比妥、阿司匹林、磺胺类药物等。酸性利尿（静脉滴注维生素C使尿pH达到4.5～6.0）对苯丙胺类、奎宁、奎尼丁的排泄效果好。

强化利尿时应注意维持水、电解质及酸碱平衡。禁忌证为心肾功能不全、低钾等。

2. 高压氧治疗　高压氧已广泛用于急性中毒的治疗，尤其对于一氧化碳中毒，更是一种特效抢救措施，可促进碳氧血红蛋白解离，加速一氧化碳排出，还能减少迟发性脑病的发生。

3. 血液净化治疗　是指把患者血液引出体外，通过净化装置除去其中某些有毒物质，达到净化血液、清除毒物目的的一系列技术，包括血液透析、血液灌流、血浆置换等。

（1）血液透析　适用于相对分子质量小、水溶性强、蛋白结合率低、在体内分布比较均匀的毒物中毒，毒物可经透析液排出体外。如醇类、水杨酸类、苯巴比妥、茶碱等物质，而对短效巴比妥类、有机磷农药清除作用差。氯酸盐、重铬酸盐中毒时易引起急性肾功能衰竭，应首选此法。

（2）血浆置换　理论上对存在血浆中的任何毒物均可清除，但实际应用于与血浆蛋白结合牢固，不能以血液透析或血液灌流清除的毒物中毒。用血液分离机可以在短时间内连续从患者体内除去含有毒物的血浆，输入等量的置换液，方法简便安全。

（3）血液灌流　适用于分子量大、非水溶性、与蛋白质结合的毒物，效果比血液透析好。因其对脂溶性强、蛋白结合率高、分子量大的毒物清除能力远大于血液透析，故常作为急性中毒的首选净化方式。

（五）特效解毒治疗

急性中毒诊断明确后，应针对不同中毒毒物及时使用特效解毒剂治疗。常用特效解毒剂见表10-2。

表10-2　常用特效解毒剂及适应证

特效解毒剂	适应证
阿托品	有机磷化合物中毒
纳洛酮	阿片类麻醉性镇痛剂中毒
氯解磷定、碘解磷定、双复磷	有机磷化合物中毒

续表

特效解毒剂	适应证
二巯丁二钠、二巯丙磺钠	砷、汞、锑等中毒
依地酸钙钠、喷替酸钙钠	铅、铜、镉、钴等中毒
亚甲蓝（美蓝）	亚硝酸钠、苯胺等中毒
硫代硫酸钠	氰化物、硫化氢中毒
高压氧	CO、硫化氢、氯气中毒
各种抗毒血清	肉毒、蛇毒、蜘蛛毒等中毒
维生素 K_1	抗凝血类杀鼠剂中毒

5. 对症治疗 多数中毒并无特殊解毒疗法，只能通过积极的对症支持治疗，帮助危重患者渡过难关，为重要器官功能恢复创造条件。

（1）保持呼吸道通畅，充分给氧。

（2）输液或鼻饲供给营养。

（3）选用适当抗生素防治感染。

（4）应用巴比妥类、地西泮等药物抗惊厥治疗。

（5）对脑水肿、肺水肿、呼吸衰竭、休克、心律失常、肾功能衰竭、电解质及酸碱平衡紊乱等情况给予积极治疗。

五、急性中毒的护理措施

（一）病情观察

（1）密切观察患者神志、体温、脉搏、心率、呼吸、血压等变化，详细记录出入量；观察呕吐物及排泄物的性状，必要时留标本送检。昏迷病人要做好各项基础护理。

（2）保持呼吸道通畅，及时清除呼吸道分泌物，给予氧气吸入。

（3）做好心脏监护，以便及时发现以及损害。

（4）观察患者的尿量、每日进食量、口渴及皮肤弹性情况，并及时给予适量补液。若尿量 $<1000ml/d$，尿比重 >1.020，提示血液浓缩，需适当补液；若血压正常而尿量减少提示失水；若血压下降且尿量减少提示缺水或缺乏胶体物质或两者均缺乏。

（二）洗胃护理

1. 洗胃方法

（1）经胃管手动或电动洗胃法 运用电动洗胃机或人工操作完成。

（2）切开洗胃法 适用于早期严重中毒患者，优点是洗胃彻底，但损伤大，且可能导致毒物直接进入血循环，目前已较少应用。

2. 洗胃注意事项

（1）方法的选择 神志清醒者，说明目的，取得配合，采取口服催吐洗胃。昏迷患者必须采用洗胃管洗胃。如服毒量大或胃管堵塞或反复插管失败而且必须迅速彻底清除毒物者，可行切开洗胃术。

（2）胃管的选择　应选择大口径且有一定硬度的胃管，并可在头端多剪几个侧孔，以免堵塞或负压回吸导致管壁塌陷，引流不畅。

（3）胃管的置入　插入长度大约为从鼻尖至耳垂至剑突的距离，约50～55cm。插入太深容易打结或插入十二指肠，达不到洗胃的确切效果。

（4）洗胃液的温度　应控制在35℃左右，不可过冷或过热。过热可促进局部血液循环，加快吸收；过冷可能加速胃蠕动，从而促进毒物排入肠腔。

（5）洗胃原则　即先出后入、快进快出、出入基本平衡。每次灌洗量为300～500ml，量少不易抽吸干净，过多则可能引起急性胃扩张，驱使毒物进入肠道，甚至引起胃穿孔。抽吸时应经常转动身体，以消灭冲洗盲区。一般洗胃液总量约25 000～50 000ml。

（6）密切观察病情　洗胃过程中防止误吸，有出血、窒息、抽搐及胃管堵塞时应立即停止洗胃，并查找原因。首次抽吸物应留取标本做毒物鉴定。

（7）电动洗胃机洗胃注意事项　洗胃机应水平放置，妥善接地，以防电击伤；掌握适当的抽吸和注入压力，以＜40kPa为宜，抽吸平衡，一次量不宜过大；防止空洗、空吸，及时添加洗胃液；饱餐后服毒者可先催吐，以防食物残渣形成活瓣；老人或儿童胃壁薄弱，且呕吐反射不敏感，应密切观察。

（8）拔管　洗胃完毕，胃管宜保留一定时间，不宜立即拔出，以利再次洗胃，尤其是有机磷中毒者，胃管应保留24h以上，便于反复洗胃。

（三）一般护理

1. 休息及饮食　急性中毒者应卧床休息，注意保暖。病情许可时，尽量鼓励患者进食，急性中毒患者饮食应为高蛋白、高糖、高维生素的无渣饮食，腐蚀性毒物中毒者应早期给乳类等流质饮食。

2. 口腔护理　吞服腐蚀性毒物者加强口腔护理，密切观察口腔黏膜的变化。

3. 对症护理　昏迷患者保持呼吸道畅通，给予氧气吸入，维持呼吸功能；惊厥患者应置于保护床内，避免坠床或受伤，应用抗惊厥药物；高热者给予降温等；尿潴留者给予导尿等。

4. 心理护理　评估患者的心理状况，尤其对服毒自杀者，要做好患者的心理护理，防范患者再次自杀。

（四）健康教育

1. 普及防毒知识　结合厂矿、城市、农村地区居民实际情况进行防毒健康教育。如我国北方初冬向居民宣传预防煤气中毒的知识；使用农药季节宣传预防农药中毒的常识；毒蛇咬伤常见于我国南方农村、山区、沿海一带，夏秋季发病较多，在毒蛇分布地区，夜间外出时要穿长裤、长袜及鞋子，头戴帽子，并携带防卫工具如手拿木棒及手电筒等。

2. 预防某些食品及饮用水的中毒　烟熏腌制的鱼肉或变质的韭菜、咸菜等含较多硝酸盐，进入肠道被细菌还原为亚硝酸盐，大量吸收后使血红蛋白氧化为高铁血红蛋白，后者无携氧能力致全身缺氧青紫，故对腌制食品、变质食品等不可食用。若井水含较多硝酸盐和亚硝酸盐，应禁止饮用。有些野蕈类不易辨认有无毒性，不可食用。河豚鱼在我国从北向南大江河均产，教育产地居民捕捉到要经过适当处理后方可食用。棉籽油含有棉酚，为工业用油不可食用。发芽马铃薯含龙葵素很高，可导致胃肠道症状及中枢神经系统抑制，大量食用可引起急性中毒，对发芽马铃薯应深挖去发芽部分，并浸泡 30min 以上，才可煮炒后食用。

3. 加强毒物管理　生产及使用毒物部门应加强管理，严格遵守操作规范，加强毒物保管制度。生产设备密闭化，防止毒物外漏。厂矿有毒物车间和岗位应加强局部通风和全面通风，以达排出毒物目的，严格遵守废水、废气、废渣处理规章。必须遵守车间空气中毒物最高容许浓度规定，工作人员定期检查身体。农药杀虫剂和杀鼠剂毒性很大，要加强保管，装杀虫剂容器要加标记，投放鼠药也应有标记，以免误服。

第二节　常见急性中毒的救护

一、细菌性食物中毒

细菌性食物中毒（bacterial food poisoning）是指由于食用被细菌或细菌毒素污染的食物后，引起的急性感染性中毒性疾病，一般包括细菌感染与细菌毒素的中毒过程，故又称为食物中毒感染。按临床表现可分为胃肠型与神经型两大类。胃肠型食物中毒在临床上最多见，本节主要阐述此型。

（一）中毒途径与发病机制

1. 中毒途径　主要是因为食用被细菌或细菌毒素污染的食物而致病，如感的猪、牛、鸡、鸭等家畜、家禽，动物内脏、肌肉、乳、蛋，海鱼、海虾、墨鱼等海产品，或者是被污染的抹布和砧板等。常见的致病菌有沙门菌属、副溶血性弧菌、大肠杆菌、金黄色葡萄球菌、蜡样芽孢杆菌等。

2. 发病机制　细菌性食物中毒根据其发病机制可分为毒素型、感染型和混合型。肠毒素可激活肠上皮细胞膜上的腺苷酸环化酶，从而引起一系列酶反应，抑制肠上皮细胞对钠和水的吸收，促进肠液和氯的分泌，导致水样腹泻。细菌内毒素可引起发热等全身中毒症状和胃肠黏膜炎症，并使消化道蠕动增快产生相应症状。部分细菌如侵袭性大肠杆菌，还可侵袭肠黏膜上皮细胞，导致黏液脓血便。严重病例可出现胃肠黏膜糜烂、出血，肺、肝、肾等器官中毒性病变。

（二）病情评估

1. 中毒病史　有进食可疑被污染食物史。共餐者如在短期内集体发病则有重要的临床意义。

2. 临床表现　临床特征是潜伏期及病程短，以先吐后泻的急性胃肠炎症状为主要表现，为自限性疾病。

（1）潜伏期　时间短。金黄色葡萄球菌为 1～6 小时，大肠杆菌为 2～20 小时，副溶血弧菌为 6～12 小时，沙门菌为 4～24 小时等。

（2）胃肠道表现 主要表现为腹痛、呕吐、腹泻等胃肠炎症状。一般起病急，先有腹部不适，随之出现上腹部、脐周疼痛，呈持续性或阵发性绞痛，随后出现恶心、呕吐。腹泻每天数次至数十次，多为黄色稀水便或黏液便，出血性大肠杆菌感染所致食物中毒大便可呈血水样。剧烈呕吐、腹泻还可引起脱水、酸中毒，甚至周围循环衰竭。

（3）全身中毒症状 少数病人出现畏寒、发热、头痛、乏力等全身中毒症状。

3. 实验室检查 对可疑食物、病人呕吐物、粪便等作细菌培养，如分离到同一病原菌即可确诊。

（三）救治与护理

1. 救治要点

（1）适当休息，执行消化道隔离措施。

（2）补液，纠正酸中毒，酌情补充5%碳酸氢钠或11.2%乳酸钠溶液。

（3）出现休克患者积极给予抗休克治疗。

（4）针对病原菌，使用敏感抗生素。如大肠杆菌可选用阿米卡星，沙门菌属可选用喹诺酮类或氯霉素，副溶血性弧菌可选用氯霉素和四环素或喹诺酮类。

（5）对症治疗。高热患者给予物理降温或药物降温。腹痛剧烈者可用解痉剂阿托品0.5mg肌内注射或口服普鲁本辛等。

2. 护理要点

（1）休息 急性期卧床休息，以减少体力消耗。

（2）病情观察 ①严密观察呕吐和腹泻的性质、量、次数，及时将呕吐物和粪便送检。②观察患者伴随症状，如畏寒、发热，腹痛的部位及性质。③严格记录24小时出入量和血液特殊化检查结果，及时发现脱水、酸中毒、周围循环衰竭等征象。④严重病人应定时监测生命体征，尤其注意观察病人的血压、神志、面色、皮肤黏膜弹性及温湿度。

（3）皮肤护理 对于排便次数较多患者，每次排便后清洗肛周，并涂润滑剂，预防刺激。每天用温水或1∶5000高锰酸钾溶液坐浴，防止感染。

（4）饮食护理 严重腹泻伴呕吐者可暂禁食，静脉补充所需营养。能进食者，以进食高热量、高蛋白、高维生素、少渣、少纤维素，易消化清淡流质或半流质。

（5）对症护理 ①腹痛者应注意腹部保暖，禁食冷饮。剧烈吐泻、腹痛者遵医嘱口服颠茄合剂或皮下注射阿托品。②腹泻有助于清除胃肠道内毒素，故早期不用止泻剂。③鼓励病人多饮水或淡盐水，以补充丢失的水分、电解质。④有休克者迅速协助抗休克处理。

（6）用药护理 使用敏感抗生素者，要注意观察疗效和不良反应。

二、有机磷农药中毒

有机磷农药（organic phosphorus pesticide）属于有机磷酸酯或硫代磷酸酯类化合物，是我国使用最广、用量最大的一类农药，对人畜均具有毒性。常用剂型有乳剂、油剂和粉剂，色泽由淡黄至棕色，稍有挥发性，有蒜味。除美曲膦酯（敌百虫）外一般难溶于水，在酸性环境中较稳定，在碱性条件下易水解而失效。

常见的有机磷农药分为四类。剧毒类：甲拌磷（3911）、内吸磷（1059）、对硫磷（1605）、毒鼠磷。高毒类：甲基对硫磷、氧化乐果、敌敌畏、保棉丰（亚砜）、甲胺磷。中毒类：乐果、美曲膦酯、乙酰甲胺磷、杀螟松、久效磷。低毒类：马拉硫磷、氯硫磷、辛硫磷等。

（一）中毒途径与中毒机制

1. 中毒途径

（1）生产及使用过程中的不当　工厂生产设备密闭不严，使毒物污染空气，或产品在包装过程中操作者手套破损和衣裤口罩被污染，杀虫药通过皮肤、呼吸道吸收进入体内；或在使用及喷洒过程中违反操作规定，如逆风向喷洒，个人不按防护措施执行，使药液污染皮肤或湿透衣服由皮肤吸收，或配药浓度过高，手直接接触药液而中毒。

（2）生活性中毒　多由于误服、误用引起，如误食喷洒过农药1周内的蔬菜、瓜果或饮用被杀虫药污染的水源，滥用杀虫药治疗皮肤病而发生中毒。此外还有服毒自杀及谋害他人而中毒者。

2. 毒物的吸收和代谢　有机磷农药可经呼吸道、胃肠道、皮肤和黏膜迅速吸收。进入体内很快分布全身各脏器，在肝脏浓度最高，并在肝脏进行氧化和水解，最后达到解毒。农药在肝内代谢转化过程中，一般氧化后毒性可增强，如对硫磷氧化为对氧磷、美曲膦酯（敌百虫）在肝转化为敌敌畏，其毒性均先有增强，后经水解失去毒性。

有机磷农药排泄极快，吸收后6～12小时血中浓度达高峰，24小时内主要通过肾脏由尿排出，小量随粪便排出，48小时后完全排出体外，在体内没有积蓄作用。

3. 中毒机制　有机磷农药的中毒机制主要是抑制体内胆碱酯酶的活性。人体在正常情况下，部分中枢神经和交感、副交感神经节、运动神经冲动时，释放出化学递质乙酰胆碱，将神经冲动传递给相应效应器后，即被该处组织中的乙酰胆碱酯酶催化水解而失去传导作用。有机磷农药中毒时，抑制胆碱酯酶，结果导致乙酰胆碱在体内大量蓄积，引起胆碱能神经先兴奋后抑制的一系列症状，严重者可昏迷甚至因呼吸衰竭而死亡。

另外，有机磷直接作用于胆碱能受体；直接损害神经元，造成中枢神经细胞死亡；抑制神经靶酯酶，造成退行性多神经病等。

（二）病情评估

1. 中毒病史　中毒病史的采集是评估的重要环节，重点在于询问有无有机磷农药接触史。生产性中毒者重点询问工种、操作过程，接触的农药种类和数量、接触途径、有无并发症情况。非生产性中毒者，要了解患者的精神状态，本人与家人的关系，最好能收集患者可能盛放农药的容器、纸袋和剩余农药。

2. 临床表现

（1）胆碱能危象（cholinergic crisis）急性胆碱能危象是急性有机磷农药中毒的主

要临床表现，在中毒后立即发生。

①毒蕈碱（M）样症状：多数腺体分泌增加、平滑肌收缩及括约肌松弛。表现为多汗、流涎、流泪、流涕、多痰及肺部湿啰音，胸闷、气短、呼吸困难、瞳孔缩小、视力模糊、恶心、呕吐、腹痛、腹泻、肠鸣音亢进、大小便失禁。

②烟碱（N）样症状：交感神经兴奋和肾上腺髓质分泌，表现为皮肤苍白、心率增快、血压升高。骨骼肌神经–肌肉接头阻断，表现为肌颤、肌无力、肌麻痹等，呼吸肌麻痹导致呼吸衰竭。

③中枢神经系统症状：轻者头晕、头痛、情绪不稳，重者抽搐、昏迷，严重者呼吸、循环中枢受抑制而死亡。

急性胆碱能危象的程度可分为三级。

①轻度中毒：以 M 样症状为主，全血胆碱酯酶活性 50% ~70%。

②中度中毒：M 样症状加重，出现 N 样症状，全血胆碱酯酶活性为 30% ~50%。

③重度中毒：除 M、N 样症状外，还合并脑水肿、肺水肿、抽搐、昏迷、呼吸衰竭。全血胆碱酯酶活性在 30% 以下。

（2）反跳　某些有机磷农药如乐果和马拉硫磷口服中毒，经积极抢救临床症状好转，达稳定期数天至一周后突然急剧恶化，再次出现胆碱能危象，甚至发生肺水肿或突然死亡。这与残留在皮肤、毛发和胃肠道内残留的有机磷农药被重新吸收以及解毒药减量过快或停用过早等因素有关。

（3）迟发性神经病（delayed polyneuropathy）　少数患者在急性重度中毒症状消失后 2~3 周可发生感觉型和运动型多发性神经病变，主要表现为肢体末端烧灼、疼痛、麻木、以及下肢无力、瘫痪、四肢肌肉萎缩等异常。目前认为这种病变不是由胆碱酯酶受抑制引起的，可能是由于有机磷抑制神经靶酯酶并使其老化所致。

（4）中间期综合征（intermediate syndrome，IMS）　是指急性有机磷农药中毒所引起的一组以肌无力为突出表现的综合征。因其发生在胆碱能危象和迟发性神经病之间，故称中间期综合征。常发生于中毒后 1~4 天，个别病倒可在第 7 天发病。临床表现以肌无力最为突出，涉及颈肌、肢体近端肌及第 3~7 对和 9~12 对脑神经所支配的肌肉，重者累及呼吸肌，迅速发展为呼吸衰竭。其发病机制与胆碱酯酶长期受到抑制，影响神经肌肉接头处突触后功能有关。

3. 实验室检查

（1）全血胆碱酯酶活性（CHE）测定　CHE 低于正常人均值 70% 即有意义。

（2）尿中有机磷代谢产物测定　如对硫磷中毒尿中测到对硝基酚增高，美曲膦酯（敌百虫）中毒尿中三氯乙醇含量增高。

（三）救治与护理

1. 救治原则

（1）迅速清除尚未被吸收的毒物　将中毒者移离染毒环境，脱去污染衣物，用肥皂及清水彻底清洗染毒的皮肤、指甲及毛发，禁用热水和乙醇擦洗。经口中毒者先催吐后洗胃，常用洗胃液为清水、3% ~5% 碳酸氢钠溶液、1∶5000 高锰酸钾溶液。必要时需导泻和灌肠，禁用油类泻剂。眼部污染可用生理盐水、清水或2%碳酸氢钠溶液连续清洗。

（2）应用解毒药物　应用原则为早期、足量、联合、重复用药。

①胆碱酯酶复能剂：作用是使磷酰化胆碱酯酶在"老化"之前重新恢复活性。现有复能剂为肟类药物，除能使磷酰化胆碱酯酶恢复活性外，对肌颤、肌无力和肌麻痹有直接对抗作用。肟类复能剂有氯磷定（PAM－C1）、解磷定（RAM－I）、甲磺磷定（P₂S）、双复磷（DMO₄）、双解磷（TMB₄）等，常用的是氯磷定和解磷定。氯磷定的用法为：轻度中毒0.5~1.0g肌内注射1~2次即可；中度中毒首次1~2g肌内注射，以后1~2小时重复1次，每次0.5~1.0g，症状好转后减量；重度中毒首次2.0~2.5g肌内注射或静脉注射，以后每2小时给1g，24小时可用至10g，症状好转后逐渐减量，全血胆碱酯酶活力稳定在50%以上，2天停药。

②抗胆碱药：与乙酰胆碱争夺胆碱能受体，拮抗乙酰胆碱的作用，对抗急性有机磷农药中毒所致的呼吸中枢抑制、支气管痉挛、肺水肿、循环衰竭。常用抗胆碱药有两类：外周作用较强的抗胆碱药（节后抗胆碱药），对外周及中枢M样胆碱能受体有阻断作用，如阿托品；中枢作用较强的抗胆碱药，对中枢M样受体、N样受体及外周M样受体有阻断作用，如东莨菪碱。最常用的抗胆碱药为阿托品，首次用量和重复用量根据病情轻重及用药后的效应而定。一般轻度中毒首次用量为1~4mg，中度中毒用5~10mg，重度及中度用10~20mg，同时应用胆碱酯酶复能剂。然后根据病情分别重复多次给予0.5~1mg（轻度）、1.0~2.0mg（中度）、2.0~3.0mg（重度），直至M样症状消失，出现"阿托品化"（瞳孔较前扩大；颜面潮红；皮肤干燥、分泌物减少、无汗、口干、肺部啰音减少；心率增快）。口、眼中毒者，需重复用药多次，必须维持阿托品化3~7天。

（3）对症处理　有机磷农药中毒主要死因为肺水肿、脑水肿、呼吸衰竭、休克、心脏骤停等。因此，对症治疗重在维护心、肺、脑等生命器官的功能。

①保持呼吸道通畅，正确氧疗。

②发生肺水肿时以阿托品治疗为主。

③根据心律失常类型选用适当抗心律失常药物。

④休克者给予血管活性药物。

⑤脑水肿者应予甘露醇及糖皮质激素脱水。

⑥病情危重者可用血液净化疗法。

⑦管理方式中毒者至少留院观察3~7日以防止复发。

2. 护理要点

（1）病情观察

①生命体征观察：有机磷中毒所致呼吸困难较常见，在抢救过程中应严密观察患者的呼吸、血压、脉搏、体温，即使在"阿托品化"后亦不应忽视。

②神志、瞳孔变化的观察：多数患者中毒后即出现意识障碍，有些患者入院时神志清楚，但随着毒物的吸收很快陷入昏迷。瞳孔缩小为有机磷中毒患者的特征之一。

严密观察神志、瞳孔的变化，有助于准确判断病情。

③应用阿托品的观察与护理：应维持阿托品化，严密观察瞳孔、心率、体温、皮肤的变化及肺部听诊。阿托品用药的注意事项：a. 阿托品不能作为预防用药；b. 阿托品兴奋心脏作用很强，中毒时可导致室颤，故应充分吸氧，使血氧饱和度保持在正常水平；c. 及时纠正酸中毒，因胆碱酯酶在酸性环境中作用减弱；d. 大量使用低浓度阿托品输液时，可发生血液低渗，致红细胞破坏，发生溶血性黄疸。达到"阿托品化"和阿托品中毒的剂量接近，而后者又可以引起抽搐、昏迷、高热等。因此使用过程中应严密观察病情变化，注意区别"阿托品化"与阿托品中毒（表10–3）。

表10–3　阿托品化与阿托品中毒的主要区别

	阿托品化	阿托品中毒
神经系统	意识清楚或模糊	谵妄、躁动、幻觉、双手抓空、抽搐、昏迷
皮肤	颜面潮红、干燥	紫红、干燥
瞳孔	由小扩大后不再缩小	极度散大
体温	正常或轻度升高	高热，>40℃
心率	≤120次/分，脉搏快而有力	心动过速，甚至有室颤发生

④应用胆碱酯酶复能剂的观察与护理：a. 早期用药，边洗胃边应用特效解毒剂，首次应足量给药。b. 轻度中毒可用复能剂，中度以上中毒必须复能剂与阿托品并用。两者可取长补短，取得较好较快的疗效。两种解毒药合用时，阿托品的剂量应减少，以免发生阿托品中毒。c. 复能剂如应用过量、注射太快或未经稀释，均可产生中毒，抑制胆碱酯酶，发生呼吸抑制。用药时应稀释后缓慢静脉注射或静脉滴注为宜。d. 复能剂在碱性溶液中不稳定，易水解成有剧毒的氰化物，所以禁与碱性药物配伍使用。e. 碘解磷定药液刺激性强，漏于皮下可引起剧痛及麻木感，确定针头在血管内方可注射给药，不宜肌内注射用药。

⑤密切观察"反跳"与猝死的发生，反跳和猝死一般多发生在中毒后2~7天，其死亡率占急性有机磷中毒者的7%~8%，因此，应严密观察反跳的先兆症状，如胸闷、流涎、出汗、言语不清、吞咽困难等，若出现上述症状，应迅速通知医师进行处理，立即静脉补充阿托品，再次迅速达阿托品化。

（2）维持有效通气功能　中毒早期，呼吸道有大量分泌物且常伴有肺水肿，因呼吸肌麻痹或呼吸中枢抑制致呼吸衰竭，故保持呼吸道通畅、维持呼吸功能至关重要。应及时有效地清除呼吸道分泌物、做好气管插管或气管切开的护理、应用机械通气等，以维持患者有效通气。

（3）洗胃护理

①洗胃要早、彻底和反复进行，直到洗出的胃液无农药味并澄清为止。

②一般选用1%~2%碳酸氢钠溶液、1：5000高锰酸钾溶液、0.45%盐水洗胃。美曲膦酯（敌百虫）中毒时应选用清水洗胃，忌用碳酸氢钠溶液和肥皂水洗胃。对硫磷、内吸磷、甲拌磷、乐果、马拉硫磷等忌用高锰酸钾溶液洗胃。若不能确定有机磷农药

种类，则用清水、0.45%盐水彻底洗胃。

③洗胃过程中密切观察生命体征的变化，如有呼吸、心脏骤停，应立即停止洗胃并进行抢救。

（4）心理护理　护士应了解患者服毒或染毒的原因，根据不同的心理特点给予心理辅导，以诚恳的态度为患者提供情感上的支持，并认真做好家属的思想工作。

三、一氧化碳中毒

一氧化碳（CO）是一种无色、无味、无刺激性的气体，人体的感觉器官难以识别。凡含碳的物质燃烧不完全时均可产生 CO。人体吸入后，CO 通过肺泡进入血液与血红蛋白生成碳氧血红蛋白（HbCO），不能携带氧，导致机体急性缺氧，临床上称为急性 CO 中毒。

（一）中毒途径与中毒机制

1. 中毒途径

（1）生产性中毒　工业生产中合成光气、甲醇、羟基镍等都有 CO，天然气和石油燃料燃烧不完全、炼钢、炼焦碳、矿井放炮、内燃机排泄的废气等，如防护不周或通风不良时以及煤气管道泄漏均可引起急性 CO 中毒。

（2）生活性中毒　家庭使用的燃气炉或燃气热水器发生燃气泄漏，排泄废气不良时，燃煤炉烟囱阻塞时，逸出的 CO 含量可达30%，这是造成生活性 CO 中毒的主要因素。失火现场空气中 CO 浓度可高达10%，也可发生中毒。

2. 中毒机制　CO 经呼吸道进入机体，以极快的速度与血红蛋白结合形成 HbCO，其结合力比氧与 Hb 的结合力大 240 倍，并且不易解离。由于 HbCO 不能携带氧，但仍在血液循环中，引起组织缺氧，形成低氧血症。血中 CO 使氧离曲线左移，加重组织缺氧。CO 中毒时，脑组织对缺氧最敏感，因此，中枢神经系统受损表现最突出。急性 CO 中毒致脑缺氧，脑血管迅速麻痹扩张、脑容积增大、脑内神经细胞 ATP 很快耗尽、Na^+，K^+-ATP 泵运转功能障碍，细胞内钠离子积存过多，导致严重的细胞内水肿。由于缺氧和脑水肿后的脑组织血液循环障碍，可促发血栓形成，导致缺血性软化或广泛的神经脱髓病变，致使一部分急性 CO 中毒患者假愈，随后又出现多种神经精神症状的迟发性脑病。

CO 中毒主要引起组织缺氧。CO 中毒使心肌供氧障碍，使心肌缺氧，心率加快，加重缺氧，可发生心动过速及各种心律失常，严重的还可发生心力衰竭、心绞痛，甚至急性心肌梗死。

（二）病情评估

1. 病史采集　一般均有 CO 吸入史。注意了解中毒时所处的环境、停留时间以及突发昏迷情况。

2. 临床表现　急性 CO 中毒症状和体征主要与吸入空气中的 CO 气体的浓度及血循环中 HbCO 浓度有关。此外与个体差异、机体健康状况及持续中毒时间有关。

（1）轻度中毒　血液中 HbCO 浓度为 10%～20%。患者可能发生头晕、头痛、眼花、恶心、呕吐、无力等症状。如及时脱离中毒环境，呼吸新鲜空气，上述症状常常会很快消失。

（2）中度中毒　血液中 HbCO 浓度为 30% ~ 40%。患者皮肤、黏膜可呈樱桃红色，上述症状加重，出现兴奋、判断力减低、运动失调、幻觉、视力减退、意识模糊或浅昏迷。如能被及时发现，脱离中毒现场，经过呼吸新鲜空气或吸氧后，可较快苏醒，多无明显并发症和后遗症发生。

（3）重度中毒　血液中 HbCO 浓度大于 50%。多发生脑水肿。临床上除中度中毒症状外，患者出现昏迷、部分患者呈去大脑皮质状态。极易出现并发症，如呼吸衰竭、肺水肿、心肌梗死、脑梗死、心律失常、休克、急性肾功能衰竭，皮肤出现红斑、水疱，肌肉肿胀。

3. 迟发性脑病　急性 CO 气体中毒昏迷患者清醒后，经历一段假愈期（多为 1 ~ 2 周），突然发生一系列精神神经症状，称为迟发性脑病，占重症中毒病例的 50%。可出现下列临床表现之一。

（1）意识及精神状态障碍，呈痴呆、谵妄或去大脑皮质状态。

（2）锥体外系功能障碍，出现震颤麻痹症状。

（3）锥体束损害，出现偏瘫、病理反射阳性或大小便失禁。

（4）大脑皮质局限性功能障碍，出现失语、失明和癫痫。

（5）脑神经及周围神经损害，如视神经萎缩、听神经损害及周围神经病变等。

迟发性脑病与 CO 中毒的后遗症不是同一概念，后遗症的精神神经症状延续急性 CO 中毒的急性期表现持续不消失，并且在病程中也无假愈期。

4. 辅助检查

（1）HbCO 定性检测。

（2）血气分析 PaO_2 降低，SaO_2 可能正常，血 pH 降低或正常，$PaCO_2$ 可有代偿性下降。

（3）脑电图　急性 CO 中毒迟发性脑病患者，脑电图可出现广泛性异常表现，主要表现为低波幅慢波。

（4）头部 CT 检查。

（三）救治与护理

1. 急救原则

（1）迅速脱离中毒环境　CO 比空气略轻，急救者可选取低姿或俯伏进入中毒现场，立即打开门窗，使空气流通。将患者迅速移至空气新鲜、通风良好处，保持呼吸道通畅，有条件者尽快给患者吸氧。注意保暖。如发生呼吸、心脏骤停，应立即进行心肺脑复苏。

（2）纠正缺氧

①吸氧：可根据条件选用面罩吸氧和经面罩持续气道正压（CPAP）吸氧，提高吸入气的氧分压。常用计算公式：FiO_2（%）＝［21 + 4 × 吸入氧流量（L/min）］× 100%。有中毒症状的患者，持续吸氧直至症状完全消失。

②高压氧治疗：高压氧治疗不仅可以缩短病程，降低死亡率，而且还可减少或防止迟发性脑病的发生。

③其他疗法：医用自动输氧器通过静脉输液途径输入，直接向组织细胞供氧，增加氧分压。分批放出患者血循环中不易解离的 HbCO 血液，输入健康人新鲜全血，可使循环中 HbO_2 增加。

（3）防治脑水肿，促进脑细胞功能恢复　急性 CO 中毒患者发生昏迷提示有发生脑水肿的可能，对昏迷时间较长、瞳孔缩小、四肢强直性抽搐或病理反射阳性的患者，尽快应用脱水剂。临床常用 20% 甘露醇快速静脉滴注。有脑疝倾向的脑水肿，可同时加用糖皮质激素和利尿剂。可适量给予胞二磷胆碱、能量合剂、细胞色素 C、脑活素等药物，以促进脑细胞代谢。

（4）防治迟发性脑病　目前仍以血管扩张剂为首选，例如 1% 普鲁卡因 500ml 静脉滴注，川芎嗪注射液 80mg 溶于 250ml 液体内静脉滴注等。

（5）对症处理

①肺水肿选用利尿剂、强心剂，控制输液量和输液速度，禁用吗啡。

②高热、抽搐选用人工冬眠疗法，配合冰帽、冰袋局部降温。

③重度急性中毒患者，要监测水电解质变化，纠正酸中毒，预防吸入性肺炎或肺部继发感染。

④对于昏迷时间长，出现高热和频繁抽搐者，可采用降温疗法，头部置冰帽，体表用冰袋。

2. 护理要点

（1）病情观察

①观察生命体征，重点是呼吸和体温。高热和抽搐者应密切观察，防止坠床和自伤。

②观察瞳孔大小、液体滴速、出入水量等，防治脑水肿。

③观察神经功能，防止受伤和皮肤损害。

（2）氧气吸入的护理　患者脱离现场后应立即给氧，可采用高浓度面罩给氧或鼻导管给氧（流量保持在 8～10L/分）。给氧时间一般不超过 24 小时，以防发生氧中毒和二氧化碳潴留。条件许可时可在患者呼吸浅、弱时，吸含有 3%～5% 二氧化碳的氧气，可改善呼吸性碱中毒。重症病人应尽早采用高压氧治疗。

（3）一般护理

①准确记录出入量，注意液体的选择和滴速，防治脑水肿、肺水肿、水电解质紊乱等。

②重度昏迷并高热和抽搐者应予头部降温为主的冬眠疗法。降温和解痉的同时应注意保暖，防止自伤和坠伤。

③昏迷病人经抢救苏醒后应绝对卧床休息至少 2 周。

④注意观察病人神经系统的表现及皮肤、肢体受压部位损害情况。

（4）健康教育　加强预防 CO 中毒的宣传；厂矿要认真执行安全操作规程，加强劳动防护；留有后遗症者应鼓励病人继续治疗的信心，并教会家属对病人进行锻炼的方法。

四、强酸强碱中毒

（一）中毒机制

1. 强酸类（硫酸、硝酸、盐酸等）　腐蚀的程度和深度与其浓度、接触时间、剂量和温度相关。强酸类腐蚀损伤机制是游离出的氢离子使皮肤和黏膜接触部位的组织坏死。皮肤和黏膜接触强酸后，引起细胞脱水，组织蛋白凝固性坏死、溃疡，并形成结痂。

2. 强碱类（氢氧化钠、氢氧化钾；氧化钠、氧化钾；碳酸钠、碳酸钾等）　对组织的损伤程度，主要决定于其浓度，是由氢氧离子对组织起作用所致。强碱作用于机体，迅速吸收组织水分，溶解组织蛋白，皂化脂肪，损坏细胞膜结构，形成坏死性、深而不易愈合的溃疡。强碱引起蛋白质和胶原组织溶解导致组织液化性坏死（"碱性烧伤"），与强酸所致的凝固性坏死相比，更易于引起组织溶化、穿孔。

二者进入血液循环均可影响酸碱平衡，对人体的内脏也有损伤。

（二）病情评估

1. 强酸中毒的主要表现

（1）皮肤接触者局部灼伤、糜烂、坏死、结痂。眼部接触者，发生结膜炎、角膜混浊、穿孔，甚至失明。

（2）经口中毒者，口咽部、胸骨后和腹部剧烈烧灼性疼痛、口咽部可见溃疡，消化道糜烂、出血，严重者并发食管或胃穿孔、腹膜炎，甚至休克。后期常形成食管和幽门狭窄、腹膜粘连、消化道功能紊乱等后遗症。

（3）呼吸道接触者，出现咳嗽、气急、喉及支气管痉挛、声门水肿或肺水肿，可引起窒息。

（4）强酸进入血液循环，可发生酸中毒和中毒性肝、肾损害等。

2. 强碱中毒的主要表现

（1）皮肤接触者，局部充血、水肿、糜烂，局部先为白色，后变为红色和棕色，并形成溃疡。严重碱灼伤可引起体液丢失而发生休克。眼部接触者，可发生严重的角膜炎和角膜溃疡，甚至穿孔。

（2）消化道中毒者，口咽黏膜、食管及胃肠发生严重的灼伤和腐蚀，有强烈烧灼感、恶心、呕吐血性胃内容物、腹绞痛，甚至可发生胃及十二指肠穿孔导致消化道出血。也可遗留食管瘢痕狭窄。

（3）呼吸道接触者，有刺激性咳嗽、咳痰，甚至咳出坏死组织碎片，并可发生肺水肿。少数病例可因反射性声门痉挛而发生呼吸骤停。

（4）强碱进入血液，可引起碱中毒、休克、昏迷、肝肾损伤、肾功能衰竭、呼吸及循环功能衰竭。

（三）救治原则

1. 局部处理 抢救者需做好自身防护，如穿戴防护衣、防护手套、防护眼镜、防护面罩等。立即将患者救离现场。

（1）皮肤损伤处理 迅速脱除污染的衣物，清洗毛发皮肤。

对强酸损伤者，立即以流动清水反复冲洗，10～30min 后用 2%～4% 碳酸氢钠溶液或用肥皂水冲洗 10～20min，然后再用流动清水冲洗，直到洗净为止。

对强碱损伤者，立即以流动清水持续冲洗 1 小时以上，直至创面无滑腻感，然后用 1% 醋酸、3% 硼酸、5% 氯化钠或 10% 枸橼酸钠等中和，或用 2% 醋酸湿敷皮肤操作处。皮肤烧伤应及时处理。

（2）眼睛损伤处理 应立即用大量清水或生理盐水彻底冲洗，然后给予 1% 阿托品眼液、可的松及抗生素眼药水交替滴眼，疼痛明显者滴可卡因溶液。但生石灰烧伤禁用生理盐水冲洗，以免产生更强的氢氧化钠。

强碱所致的眼损伤，勿用酸性液体冲眼，以免产热造成眼睛热力烧伤。眼内有石灰粒者可用 1%～2% 氯气化铵溶液冲洗，使之溶解，禁用酸性液中和。

2. 经呼吸道中毒者 立即将中毒者移离中毒环境，可予异丙肾上腺素、麻黄碱、普鲁卡因、地塞米松类激素及抗生素气管内间断滴入或雾化吸入。对症治疗，如镇咳、吸氧，严重者气管切开，呼吸机辅助呼吸。

3. 经消化道中毒者 一般禁忌催吐与洗胃，避免发生消化道穿孔及的胃液再度腐蚀食管黏膜。可立即口服清水 1000～1500ml，以稀释强酸或强碱的浓度，并保护消化道黏膜。

对口服强酸者，禁服碳酸氢钠、碳酸钠等碳酸盐类中和，以免产生大量二氧化碳造成胃肠胀气、穿孔。可先口服蛋清、牛奶或豆浆 200ml 稀释强酸，继而口服氢氧化铝凝胶或镁乳，或石灰水中和强酸。

对口服强碱者，可先口服牛奶 200ml，之后口服食醋或橘汁以中和碱类，但碳酸盐（如碳酸钠、碳酸钾）中毒时须改用口服硫酸镁，以免产生过多二氧化碳导致胃肠胀气、穿孔。

4. 对症及综合治疗 疼痛剧烈者，可予止痛剂，吗啡 10mg 皮下注射或派替啶50～100mg 肌内注射。及早应用肾上腺皮质激素以防止肺水肿。对吞咽困难患者应加强支持疗法。应用抗生素防治继发性感染。维持酸碱、水电解质平衡；保护肝、肾功能，防治急性肾功能衰竭等严重并发症。

（四）护理要点

1. 严密观察病情

（1）生命体征的观察 注意体温、脉搏、呼吸、血压及神志变化。

（2）并发症的观察 观察有无纵隔炎、腹膜炎的表现，给予 4～6L/min 的氧气吸入，防止发生急性呼吸窘迫综合征；口服酸碱后，在剧烈疼痛或恶心呕吐、胃肠道出血等综合因素作用下，患者可能出现休克，应严密观察，并防止发生急性肾功能衰竭。观察患者有无腹痛、腹肌紧张、压痛、反跳痛等穿孔情况的发生。

2. 口腔护理　用1%～4%过氧化氢溶液擦洗口腔，防止厌氧菌感染，动作应轻柔，尽量避开新鲜创面。

3. 营养支持　早期严格禁食，静脉补充营养，恢复期时给予流质饮食，以后逐渐过渡到半流质及普食，避免生、硬及刺激性食物。如较早发生吞咽困难者，应留置胃管，鼻饲供给营养。

4. 心理护理　由于患者极度痛苦，尤其是脸部皮肤灼伤造成毁容或出现食管狭窄不能进食者，极易产生悲观绝望情绪。因此，应加强与患者沟通，进行心理疏导，鼓励患者树立战胜疾病的信心和生活勇气。密切监控患者，防止过激行为。

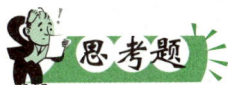

思考题

1. 简述急性中毒的救治原则？
2. 毒物进入人体有哪些途径？并在那个脏器进行人体代谢？
3. 简述中毒患者洗胃的适应证、禁忌证及注意事项？
4. 细菌性食物中毒的救护措施有哪些？
5. 简述有机磷农药中毒进行病情分级判断？如何进行紧急救护？
6. 如何对急性一氧化碳中毒患者应进行紧急救护？
7. 简述强酸、强碱中毒的急救措施。

（黄　静）

第十一章 | 常见临床危象

危象不是独立疾病，是某一疾病在病理发展过程中所表现的一组症候群。若能及时发现、及时治疗、护理得当，危象往往可以得到满意的控制。若不及时抢救，死亡率和致残率均较高。

第一节　超高热危象

超高热危象（ultra high crisis）是指体温升高超过41℃，同时伴有抽搐、昏迷、休克、出血等危急征象。体温的升高可引起新陈代谢增强，使物质分解代谢加强，产热更多，体温再次升高，造成恶性循环。体温超过41℃时，可造成全身实质性器官的细胞，特别是脑细胞变性，引起惊厥、抽搐、昏迷，发生心力衰竭、呼吸衰竭，当体温超过42℃时，可使一些酶的活性丧失，脑细胞不可逆性损害，导致死亡。

一、病因

（一）感染性发热
为各种病毒、细菌、真菌、寄生虫、支原体、螺旋体、立克次体等病原体引起的全身各系统器官的感染。局部感染如化脓性胆管炎、肝脓肿、骨髓炎、肺脓肿等。

（二）非感染性发热
凡是病原体以外的各种物质引起的发热均属于非感染性发热。常见病因如下。

1. 变态反应　变态反应时形成抗原抗体复合物，激活白细胞释放内原性致热源而引起发热，如血清病、输液反应、药物热及某些恶性肿瘤等。

2. 体温调节中枢功能异常　体温调节中枢受到损害，使体温调定点上移，造成发热。常见原因如下。

（1）物理性因素　如中暑。

（2）化学性因素　如安眠药、农药等药物中毒。

（3）机械因素　如颅脑外伤、脑出血。

3. 内分泌与代谢疾病　如甲状腺功能亢进症。

二、现场评估

（一）病史采集
应详细询问病人、家属及其相关人员，详细询问病人既往健康状况，有无什么原发疾病。发病前的环境情况，是否去过流行病区，居住环境有无传染病的存在，有无注射疫苗。评估病人出现高热之前有无先兆，有无感染的征象？有无寒战和大汗？有无剧烈的头痛、呕吐？有无肢体的瘫痪？有无食欲亢进？有无出血现象了解病人此次发热是急骤的还是缓慢的？持续有多长时间如何演变？是否进行治疗？使用什么药物？疗效如何？有无其他伴随症状？应了解发热的特点，如起病急缓、热型、伴随症状等。热型可作为区分疾病类型的参考，伴随症状对病因的鉴别也有帮助。

（二）体格检查

应进行全面的体格检查，重点的检查病人体温、脉搏、呼吸、血压；病人的面容、皮肤黏膜有无皮疹、瘀点；全身浅表淋巴结、肝脾有无肿大、有无压痛；检查神志、瞳孔情况；重视具有定位意义的局部体征，以便确定主要病变在哪个系统。

（三）实验室检查

（1）功能性检查　X线检查、心电图检查、根据情况做B超、CT检查等。

（2）实验室检查　应根据病人的临床表现、体格检查针对性的选择，如血常规，尿常规，大便常规，脑脊液常规，病原体显微镜检查，细菌学检查，血清学检查，血沉、类风湿因子、自身抗体的检查，活体组织病理检查。

三、救治与护理

（一）急救护理

1. 降温　迅速而有效的将体温降至38.5℃是治疗超高热危象的关键。根据病情的不同，选择适当的降温措施，及时降低体温，防止体温过高导致病人机体严重损害，甚至死亡或遗留后遗症。

（1）物理降温

①冷敷、冰敷：当体温超过39℃，可在头部、腋下、腹股沟等大动脉处用冷毛巾或冰袋敷。

②酒精拭浴：当体温超过39.5℃，可用30%～50%、27～37℃的乙醇拭浴。

③温水擦浴：当体温超过39℃，病人有寒战、四肢厥冷可用32～35℃温水擦浴。

④冰水擦浴：当体温超过39.5℃，病人烦躁、四肢末梢灼热可用冰水擦浴降温。

注意事项：①乙醇拭浴以拍拭的方式进行，不用摩擦方式，因摩擦方式易产热，在腋窝、腘窝、腹股沟等血管丰富处应适当延长时间，以利于散热；禁拭后项、胸前区、腹部和足底。②不宜在短时间内将体温降得过低，以防虚脱。③伴皮肤感染或有出血倾向者不宜皮肤擦浴。④降温效果不佳者可适当配合通风或服药等措施。⑤遵循热者冷降，冷者温降的原则。

（2）药物降温　当物理降温效果不佳者，根据医嘱选择药物降温。药物降温后30分钟应复测体温并记录，一般体温应逐步下降，不宜骤降至37℃以下，以防虚脱。在应用药物降温时，应注意避免引起病人体温骤然下降出现大汗淋漓，加重病人血液浓缩，可再次使病人的体温升高。如病人用药后脉搏细速、面色苍白、口唇发绀、四肢厥冷，应注意保暖，可给予热水袋或热饮料以防体温继续下降。

（3）冬眠降温　使用以上措施体温仍高，尤其是烦躁、惊厥的病人，可在物理降温的基础上静脉滴注冬眠药物，达到抑制体温调节中枢、扩张血管、加速散热、松弛肌肉、减少震颤、降低组织器官的代谢和耗氧量，防止产热过多。在使用中，应将病人安置于安静的病房，专人护理；要密切注意体温、脉搏、呼吸、血压的变化，注意评估病人的神志、瞳孔大小、对光反射、肢体运动和各种反射，以了解冬眠的深度，每隔 30 分钟评估一次；体温应以测量肛温为观察指标；如病人的血压下降过快、呼吸低于 12 次/分，提示过度所致，应立即减慢冬眠药物的进入速度或停止；如血压降至 12.0kPa（90mmHg）以下时，应加用升压药或采取其他升压措施；如病人有寒战或烦躁不安，提示冬眠药物量不足；如体温降至 38℃时应停止滴入冬眠药。

2. 严密观察病情

（1）注意病人的神志、体温、脉搏、呼吸、血压、末梢循环等生命体征的变化，特别应注意体温的变化，一般每 4 小时测一次体温，观察物理、药物降温的效果，应在 30 分钟后复测体温一次，并记录在护理病历上。

（2）注意病人的伴随症状的变化，如面色、神志、寒战、大汗等，及时提供给医生，以协助诊断、配合抢救。

（3）记录出入量，特别是大汗的病人，要留意尿量、尿色，开辟静脉通路注意补足液体。

3. 对因治疗及护理　遵医嘱应用药物针对病因治疗。

（1）感染者应及时、足量、选择敏感的抗生素，必要时可加用肾上腺皮质激素；抗生素使用后应注意疗效的观察，2~3 天后疗效不佳，可考虑改用其他药物。

（2）甲亢危象者应迅速使用抗甲状腺药物。

（3）对高度怀疑的疾病，可作诊断性治疗（试验性治疗），诊断性治疗的用药要有目的、有步骤、按计划进行，做到"用药有指针，停药有依据"，切忌盲目滥用。

（4）对原因不明的发热，应进一步观察检查。若病人情况良好，热度不过高，可暂不作退热处理而给予支持疗法，以便仔细观察热型并进一步作其他检查，待明确诊断后积极进行病因治疗。

（二）一般护理

1. 饮食护理　由于过高热患者消耗大，补充营养、水分有利于机体抵抗力的恢复。给予充足的水分、清淡、营养、富含维生素易消化的饮食。

2. 对症护理

（1）物理降温的病人要及时更换敷布、冰袋、经常拭浴降温。

（2）皮肤护理：降温过程中大汗的病人应及时更换衣服、被褥，保持皮肤的清洁、舒适。卧床的病人，要定时翻身，防止褥疮。

（3）口腔护理：注意口腔护理，每日 1~2 次，保持口腔清洁、防止口腔感染及黏膜破溃。

（4）烦躁、惊厥的病人，可根据医嘱使用镇静剂并注意安全，必要时使用保护具、约束具，防止坠床或自伤。

（5）加强基础护理，病人卧床休息，病室保持安静、通风、温湿度适宜；保护心、脑、肾等重要器官的功能；呼吸困难者可给氧气吸入，必要时可气管切开，机械通气。

3. 心理护理 患者体温过高、体力消耗大，易产生焦虑的情绪。这对稳定病情、减少体力消耗不利，应安慰患者、采取有效的降温措施，稳定患者情绪、使体温下降或恢复正常。

4. 健康教育 了解病人高热发生的原因，向病人及家属介绍预防的措施，指导病人及家属正确判断体温的升、降及降温的有效方法。高热期间应卧床休息，多饮水进食富含营养、清淡的半流质；告诫他们不随意用退热药，以防掩盖病人疾病的真相或由于出汗过多，造成虚脱。

第二节 高血压危象

高血压危象（hypertensive crisis）是指由于周围血管阻力突然上升，血压在短时间内明显升高，以收缩压显著升高为主，可高达 250～260mmHg，舒张压也升高至 120～140mmHg 以上，伴头痛、烦躁及神经功能障碍等表现。

一、病因和诱因

（一）病因
引起高血压危象的常见病因有原发性高血压和继发性高血压，后者包括多种肾性高血压、内分泌性高血压、妊娠期高血压疾病，其他如脑出血、头颅外伤等。

（二）诱因
（1）突然停用降压药物。
（2）寒冷刺激、精神创伤、外界不良刺激、情绪波动和过度疲劳等。
（3）应用拟交感神经药物。
（4）经期和绝经期的内分泌功能紊乱。

二、现场评估

（一）病史采集
突然血压急剧升高，收缩压可达 250～260mmHg 以上，舒张压可达 120～140mmHg 以上。可表现为剧烈头痛、乏力、头晕、视力模糊、胸痛、心悸及呼吸困难等。严重者出现暂时性偏瘫、失语、眼底视盘水肿及出血，甚至昏迷。体检包括仰卧、坐位及立位的血压测定，神经系统检查，检眼镜检查，心脏听诊及心脏大小和功能的估计、胸片、心电图，血液及尿液检查。

（二）病情判断
根据病史、体检或实验室检查，病人有进行性（新出现或原有状况恶化）终末器官受损，可考虑为高血压危象。高血压危象病人的症状发作一般比较短暂，恢复迅速，但也容易复发。及时采取迅速有效的降压措施后，多数病人的症状可缓解。

三、救治与护理

（一）迅速降低血压

降压要做到迅速、安全、有效，血压下降程度则不宜过低，一般收缩压降压 160～180mmHg，舒张压降至 100～110mmHg。常用药物有硝普钠和硝酸甘油。首选硝普钠，因其为强有力的血管扩张剂，起效快，剂量易于调节，便于平稳降压，调节滴速可使血压满意地控制在预期水平，停药后血压迅速上升，故不至于发生低血压，引起重要脏器的缺血。另外可选利尿剂，保护心肾功能。

（二）严密观察病情

（1）密切监测生命体征、心电图和神志变化，注意尿量变化，若尿量少于 30ml/h，应及时处理。

（2）静脉滴注硝普钠时应注意下述内容。

①硝普钠应单独配制，输液容器上注明硝普钠，不与其他药合用。

②该药对光反应敏感，应现配现用，注意避光使用。药物本身为浅棕色，若颜色改变，应弃去不用。

③一般采用输液泵调速，开始时以 10～25μg/min 静脉滴注，随时监测血压，然后根据血压反应，每隔 5～15 分钟调整剂量。

④硝普钠在体内被代谢成氰化物，故不可长时间使用（一般不超过 1 周），以免引起神经系统中毒反应。

⑤治疗期间若出现血管过度扩张征象，如出汗、不安、头痛、心悸、胸骨下疼痛、肌肉抽动，应停止输液。

（三）加强护理

（1）绝对卧床休息，将床头抬高 30°，可起体位性降压作用。避免不必要的活动。

（2）维持呼吸道通畅，给予氧气吸入。

（3）注意保护患者安全，若病人躁动，可加床挡，防止坠床。病人抽搐发作时，可用压舌板保护舌头，预防咬伤。

（4）做好心理护理和生活护理，避免诱发因素。

（四）防治脑水肿

高血压脑病时，可加用脱水剂（如甘露醇、山梨醇）或快作用利尿剂（呋塞米或利尿酸钠）注射，以减轻脑水肿。脑水肿惊厥者，可用镇静剂如肌内注射地西泮（安定）、巴比妥钠等或水合氯醛保留灌肠。

（五）病因治疗

待血压降低，病情稳定后，根据病人具体情况进一步检查，确定是否有肾脏、血管和内分泌等疾病引起的继发性高血压，再采取针对性的病因治疗，预防危象复发。

（1）如嗜铬细胞瘤合并高血压危象时，应选用 α 受体阻滞剂（酚妥拉明）降低血压后，尽快手术。

（2）妊娠期高血压疾病合并高血压危象时，要限制活动和盐的摄入，发生子痫时，可静脉注射 10% 硫酸镁 10ml，给予镇静剂（地西泮），绝对卧床休息，积极降压治疗终止子痫后 24～48 小时，可行手术终止妊娠。

（3）防治高血压危象的靶器官损害，如高血压脑病时，可加用脱水剂（如甘露醇、山梨醇）或快作用利尿剂（呋塞米或利尿酸钠）注射，以减轻脑水肿。

（4）脑水肿惊厥者，可用镇静剂如肌内注射地西泮（安定）、巴比妥钠等或水合氯醛保留灌肠。

（5）合并左心衰时，可予强心、利尿及扩血管治疗。

（6）合并氮质血症者，应采取相应措施，必要时行血液透析治疗。

第三节　高血糖危象

糖尿病（diabetes mellitus）是由多种病因引起以慢性高血糖为特征的代谢紊乱，其基本病理生理为绝对或相对性胰岛素分泌不足所引起的糖代谢紊乱，严重时常导致酸碱平衡失常。特征性的病理改变包括高血糖、高酮血症及代谢性酸中毒，发展到严重时可发生酮症酸中毒昏迷和高渗性非酮症性昏迷。高血糖危象指的是糖尿病昏迷。

一、糖尿病酮症酸中毒

糖尿病酮症酸中毒（diabetic ketoacidosis，DKA）多发于胰岛素依赖型病人，是高血糖危象的常见急症。即糖尿病患者在应激状态下，体内胰岛素缺乏，胰岛素拮抗激素（如胰高血糖素、儿茶酚胺、皮质激素等）增加，引起糖和脂肪代谢紊乱，导致水、电解质和酸碱平衡失调，以高血糖、高酮血症和代谢性酸中毒为主要改变的临床综合征。严重时可昏迷，危及生命。

（一）诱因与发病机制

1 型糖尿病病人有自发 DKA 倾向，2 型糖尿病病人在一定诱因作用下也可发生DKA，感染是 DKA 最常见的诱因，胰岛素治疗中断或不适当减量、饮食不当、创伤、手术、妊娠和分娩也可诱发，有时可无明显诱因。

糖尿病酮症酸中毒发病的基本环节是由于胰岛素缺乏和胰岛素拮抗激素增加，导致糖代谢障碍，血糖不能正常利用，结果血糖增高；脂肪的动员和分解加速，生成大量酮体，当酮体生成超过组织利用和排泄的速度时，将发展至酮症以至酮症酸中毒。主要病理生理改变包括酸中毒、严重失水、电解质平衡紊乱、携氧系统失常、周围循环衰竭和肾功能障碍以及中枢神经系统功能障碍。

（二）现场评估

1. 临床表现　多数病人在发生意识障碍前数天有多尿、烦渴多饮和乏力等表现，随后出现食欲减退、恶心、呕吐，常伴头痛、呼吸深快、烦躁、嗜睡，呼气中烂苹果味（丙酮）。随着病情进一步发展，出现严重失水、尿量减少、脉细速、血压下降、皮肤弹性差、眼球下陷，至晚期各种反射迟钝甚至消失，嗜睡以至昏迷。致病诱因引起的临床表现可被 DKA 所掩盖。少数病人表现为腹痛，酷似急腹症，易误诊，应予注意。部分病人以 DKA 为首发表现就医，易误诊。

2. 实验室检查

（1）尿　尿糖、尿酮体 + + + ~ + + + + 。

（2）血　血糖明显升高，多数为 16.7 ~ 33.3mmol/L（300 ~ 600mg/dl），有时可达 55.5mmol/L（1000mg/dl）；血酮体升高，> 4.8mmol/L（50mg/dl）。血气分析示 pH 下降，代谢性酸中毒，二氧化碳结合力降低。血钾早期可正常或偏低，少尿时可升高。

（三）救治与护理

1. 紧急救护　原则：降低血糖，纠正酮症酸中毒和水、电解质失衡。

（1）胰岛素　多采用小剂量胰岛素治疗，此法简单易行，安全有效，较少发生低血钾、脑水肿及后期低血糖等严重不良反应。每小时胰岛素用量 0.1U/kg（可用 50U RI 加入 500ml 生理盐水中以 1ml/min 的速度持续静脉滴注）。给药途径以静脉滴注和静脉注射为首选。

（2）补液　是抢救 DKA 首要的、极其关键的措施。补液可以迅速纠正失水以改善循环血容量与肾功能。通常使用生理盐水。一般补液应遵循下述原则。

①若血压正常，血钠高于或等于 150mmol/L 或伴有高渗状态，可开始就用低渗液。

②若血压正常或偏低，血钠小于 150mmol/L，静脉输入生理盐水。发生休克者，还应间断输入血浆或全血。

③血糖降至 13.9mmol/L 以下，改用 5% 葡萄糖液。补充的量及速度须视失水程度而定。一般按病人体重（g）的 10% 估计输液量（ml）。补液速度按先快后慢的原则，头 4 个小时补充总量的 1/4 ~ 1/3，头 8 ~ 12 小时补充总量的 2/3，其余的量在 24 ~ 48 小时内补足。补液途径以静脉为主，辅以胃肠内补液（清醒者可直接饮水，昏迷者用鼻饲）。

（3）纠正酸中毒　轻症病人经补液及胰岛素治疗后，酸中毒可逐渐得到纠正，不必补碱。重症酸中毒，pH < 7.1，二氧化碳结合力 < 8.92mmol/L，应根据血 pH 和二氧化碳结合力变化，给予适量碳酸氢钠溶液静脉输入。酸中毒时细胞内缺钾，治疗前血钾水平不能真实反映体内缺钾程度，治疗后 4 ~ 6 小时血钾常明显下降，故在静脉输入胰岛素及补液同时应补钾，最好在心电监护下，结合尿量和血钾水平，调整补钾量和速度。在使用胰岛素 4 小时后，只要有尿排出（> 30ml/h），则应当补钾。

2. 进一步救护

（1）去除诱因。

（2）防治并发症。

（3）昏迷病人的护理。

3. 监护

（1）严密观察生命体征和神志变化，低血钾病人应做心电图监测，为病情判断和观察治疗反应提供客观依据。

（2）保持呼吸道通畅，持续吸氧。

（3）准确记录 24 小时出入量。

（4）及时采血、留尿，送检尿糖、尿酮、血糖、血酮、电解质及血气等。

（5）补液时监测肺水肿发生情况。

二、糖尿病高渗性非酮症昏迷

糖尿病高渗性非酮症昏迷（hyperosmolar nonketotic diabetic coma）简称高渗性昏迷，是糖尿病急性代谢紊乱的另一临床类型，特点是高血糖引起的血浆高渗性脱水和进行性意识障碍的临床综合征，死亡率高，多见于老年人。约 2/3 病人于发病前无糖尿病史，或仅有轻度症状。

（一）诱因与发病机制

常见诱因有感染、脑血管意外、严重肾疾患、急性胃肠炎、胰腺炎、血液或腹膜透析、静脉内高营养、不合理限制水分，以及某些药物如糖皮质激素、免疫抑制剂、噻嗪类利尿药和 β 受体阻断药等。

缺乏酮症的原因尚无确切解释，推测病人体内尚有一定量的胰岛素抑制脂肪分解。此外，高血糖和高渗透压本身也可能抑制酮体生成。

（二）现场评估

1. 临床表现 起病时常有多尿、多饮，但多食不明显，或反而食欲减退。可出现神经精神症状，表现为嗜睡、幻觉、定向障碍、偏盲、上肢拍击样粗震颤、癫痫样抽搐（多为局限性发作或单瘫、偏瘫）等。失水随病程进展逐渐加重，最后陷入昏迷。

2. 辅助检查 尿糖强阳性，但无酮体或较轻，血尿素氮及肌酐升高，突出表现为血糖多在 33.3mmol/L 以上；一般达 33.3 ~ 66.6mmol/L（600 ~ 1200mg/dl）；血钠可达 155mmol/L；血浆渗透压显著增高达 330 ~ 460mmol/L，一般在 350mmol/L 以上。

（三）救治与护理

1. 严密观察病情 病情观察与 DKA 类似，另需注意以下情况。迅速大量输液不当时，可发生肺水肿等并发症。补充大量低渗溶液，有发生溶血、脑水肿及低血容量休克的危险，故应随时观察病人的呼吸、脉搏、血压和神志变化，观察尿色和尿量。如发现病人咳嗽、呼吸困难、烦躁不安、脉搏加快，特别是在昏迷好转过程中出现上述表现，提示可能输液过量，应立即减慢输液速度并及时处理。尿色变粉红提示发生溶血，应停止输入低渗溶液并对症处理。

2. 补液 与 DKA 相近，但因病人失水更严重，应更积极补液。迅速补液以恢复血容量，纠正高渗和脱水。早期静脉输入等渗盐水，以便较快扩张微循环而补充血容量，迅速纠正血压。若血循环稳定血压正常后，可酌情以低渗盐水（0.45% ~ 0.6% 氯化钠液）缓慢静脉滴注。血糖降至 13.9mmol/L 后，改用 5% 葡萄糖溶液静脉滴注。根据失水程度补充，一般比糖尿病酮症酸中毒要多一些，通常按病人体重（g）的 12% 估计输液量（ml）。静脉和胃肠内补液可以同时进行，以静脉输液为主。

3. 纠正电解质紊乱 主要是补充钾盐（同 DKA 治疗，但应更积极、谨慎）。若有低血钙、低血镁或低血磷时，可酌情给予葡萄糖酸钙或磷酸钾缓冲液。

4. 应用胰岛素 一般用普通胰岛素，剂量为 3 ~ 5U/h。需要量相对酮症酸中毒昏迷为少。血糖降至 13.9mmol/L 时停止注射胰岛素，防止因血糖下降太快、太低而发生脑水肿。亦可一开始采用上述小剂量胰岛素治疗的方法，每 2～4 小时测定血糖。

5. 积极治疗诱因及伴随症　病人死亡与潜在疾病和诱发因素密切相关，故应仔细辨别原发疾病，包括控制感染，纠正休克，防止心力衰竭、肾功能衰竭、脑水肿的发生等。另一并发症是由于脱水、血液浓缩和高血液黏滞度引起的血管栓塞，动脉和静脉栓塞可发生于脑部、肺部、肠系膜或门脉血管系统，应密切观察。

第四节　低血糖危象

低血糖危象（hypoglycemic crisis）又称低血糖症（hypoglycemia），是血葡萄糖（简称血糖）浓度低于正常的临床综合征。当成人血糖低于 2.8mmol/L（50mg/dl）可认为血糖过低，但是否出现症状，个体差异较大。当血糖降低，引起交感神经过度兴奋和中枢神经异常的症状和体征时，就称为低血糖危象。

一、病因与发病机制

（一）病因

低血糖危象是多种病因所致，具有临床共同特点的综合征。根据发作特点可分为空腹低血糖、餐后低血糖、药物低血糖三类。

1. 空腹低血糖

（1）内分泌性　胰岛素或胰岛素样物质增加，见于胰岛素瘤或胰外肿瘤。激素缺乏见于生长激素或肾上腺皮质激素缺乏症。

（2）肝源性　因肝脏疾病使肝糖原合成及血糖分解障碍，如肝硬化。

（3）营养障碍　婴儿酮症低血糖严重营养不良、妊娠后期和尿毒症。

2. 餐后低血糖或反应性低血糖

（1）特发性低血糖　临床上最常见，餐后 2～4 小时发作，不治可自行恢复。

（2）早期糖尿病低血糖　糖尿病早期表现之一

（3）胃肠手术后低血糖。

（4）其他　半乳糖血症、遗传性果糖不耐受性。

3. 药物低血糖

（1）胰岛素应用不当。

（2）其他药　磺胺类、阿司匹林类、乙醇等。

（二）发病机制

人体通过神经体液调节机制来维持血糖的稳定，其主要生理意义在于保证对脑细胞的供能，脑细胞所需的能量几乎完全直接来自血糖，脑细胞本身没有糖原储备。当血糖降到≤2.8mmol/L 时，一方面引起交感神经兴奋，大量儿茶酚胺释放，另一方面由于能量供应不足使大脑皮质功能抑制，皮质下功能异常，即表现为中枢神经低糖症状和交感神经兴奋两组症状。

二、现场评估

（一）病史采集

低血糖症常呈发作性，发作时间、频度随病因不同而异，其临床表现可归纳为两类。

1. 交感神经过度兴奋表现　出汗、颤抖、心悸（心率加快）、饥饿、焦虑、紧张、软弱无力、面色苍白、流涎、肢凉震颤、血压轻度升高等。这些症状在血糖浓度快速下降时尤其突出。

2. 神经性低血糖症状　意识模糊、头晕、头痛、焦虑、精神不安以致精神错乱、癫痫发作，甚至昏迷、休克和死亡。这些症状的严重性与低血糖程度、持续时间以及血糖下降速度有关。

（二）病情判断

可依据 Whipple 三联征确定低血糖。

（1）低血糖症状。

（2）发作时血糖低于 2.8mmol/L。

（3）供糖后低血糖症状迅速缓解。

鉴别诊断：以交感神经兴奋症状为主者，易于识别。以脑功能障碍为主者易误诊为神经症、精神病、癫痫或脑血管意外等，应注意与糖尿病酮症酸中毒、非酮症高渗性昏迷、药物中毒等所致的昏迷鉴别。详细询问病史、分析特点、复查血糖及相关检查有助于鉴别。有关糖尿病昏迷的鉴别见表 11－1。

表 11－1　糖尿病并发昏迷的鉴别

	酮症酸中毒	低血糖昏迷	高渗性昏迷
病史与诱因	多见于青少年，较多有糖尿病史，常有感染、胰岛素中断治疗等病史	有糖尿病史，有注射胰岛素、口服降糖药、进食过少、体力活动过度等病史	多发生于老年，常无糖尿病史，多有感染、呕吐、腹泻等病史
起病及症状	慢（2～4 天），有厌食、恶心、呕吐、口渴、多尿、昏睡等	急（以小时计），有饥饿感、多汗、心悸、手抖等交感神经兴奋表现	慢（数日），有嗜睡、幻觉、震颤、抽搐等
体征			
皮肤	失水、干燥	潮湿多汗	失水
呼吸	深、快	正常或浅快	加快
脉搏	细速	速而饱满	细速
血压	下降	正常或稍高	下降

续表

	酮症酸中毒	低血糖昏迷	高渗性昏迷
化验			
尿糖	阳性＋＋＋＋	阴性或＋	阳性＋＋＋＋
尿酮体	＋～＋＋＋＋	阴性	阴性或＋
血糖	显著增高，多为 16.7～33.3mmol/L	显著降低，多在＜2.8mmol/L	显著升高，一般 ＞33.3mmol/L
血酮体	显著增高	正常	正常或稍高
血钠	降低或正常	正常	正常或显著增高
pH	降低	正常	正常或降低
CO_2CP	降低	正常	正常或降低
乳酸	稍高	正常	正常
血浆渗透压	正常或稍高	正常	显著升高

三、救治与护理

（一）严密观察病情

（1）密切观察生命体征及神志变化，观察尿、便情况，记录出入量。

（2）定时监测血糖，凡怀疑低血糖昏迷的病人，应立即抽血做血糖测定，并马上供糖而不必等待检查结果。

（3）观察治疗前后的病情变化，评估治疗效果。病人使用胰岛素（如低精鱼精蛋白锌胰岛素、NPH 或精蛋白锌胰岛素）或氯磺丙脲时，可有低血糖反应，为防止病人清醒后再度出现低血糖反应，需要观察 12～48 小时。

（二）升高血糖

1. 使用 50％葡萄糖溶液　轻症病人，经口进食含糖食物即可缓解，如糖水、橙汁、糖果、饼干等。处理后即使意识完全恢复，仍需要继续观察，特别是由口服降糖药引起的低血糖症。昏迷或抽搐的患者应立即静脉注射 50％葡萄糖溶液 40～60ml，并继续静脉滴注 5％～10％的葡萄糖 500～1000ml，特别是乙醇和磺脲类药物引起的低血糖可能使昏迷持久，老年人或脑中葡萄糖缺乏时间久者对葡萄糖治疗的反应可能缓慢，应根据病情调整滴速和输液量，直至血糖稳定在正常水平。

2. 使用升糖激素

（1）氢化可的松 100mg。静脉注射后视病情需要再以 100mg 加入 500ml 葡萄糖中缓慢滴注，一日总量在 200～400mg。

（2）胰升糖素 0.5～1mg，皮下、肌内或静脉注射，一般 20 分钟内生效，但维持时间仅 1～1.5 小时。

（三）防治脑水肿

一般血糖上升并维持在正常水平 10min 后，低血糖养病即可缓解，如果血糖正常达 30min，但昏迷仍持续存在者应考虑有脑水肿的可能，给予脱水药 20％甘露醇静脉滴入。

（四）加强护理

（1）饮食应少食多餐，低糖、高蛋白、高纤维素和高脂肪饮食，可减少对胰岛素分泌的刺激。

（2）昏迷病人按昏迷常规护理。意识恢复后要注意观察是否有出汗、嗜睡、意识模糊等再度低血糖状态，以便及时处理。

（3）抽搐者除补糖外，可酌情应用适量镇静剂，并注意保护病人，防止外伤。

（4）做好心理护理，神志清楚的患者，给予精神安慰，消除其紧张心理。

第五节　甲状腺危象

甲状腺危象（thyroid crisis）是甲状腺功能亢进症的一种少见而极严重的合并症，各种年龄均可发生，但儿童少见。

一、诱因与发病机制

（一）诱因

1. 甲状腺疾病

（1）甲状腺手术，手术中、术后 $4 \sim 16$ 小时发生。

（2）骤停抗甲状腺药物。

（3）放射性碘治疗。

（4）强力触摸甲状腺。

（5）碘造影剂。

2. 非甲状腺疾病

（1）严重感染　占危象诱因的 40%，多见于呼吸道感染。

（2）应激　精神刺激，过度紧张、疲劳，高温环境，情绪激动，创伤、妊娠、分娩等。

（二）发病机制

其发病原因可能与交感神经兴奋，垂体－肾上腺皮质轴应激反应减弱，短时间内大量释放 T_3、T_4 入血所致。患病率虽然不高，但若诊治不及时，死亡率很高。目前认为危象的发生是由多种因素综合作用所引起的。

（1）儿茶酚胺受体增多。

（2）血清游离 T_3、T_4 的高水平。

（3）应激　如急性疾病、感染、外科手术等应激状态引起儿茶酚胺释放增多。

（4）肾上腺皮质激素分泌不足　甲亢时肾上腺皮质激素的合成、分泌和分解代谢率加速，久之使其功能减退，对应激反应减弱等有关。

二、现场评估

（一）病史采集

1. 临床表现　原有的甲亢症状加重，包括高热（39℃以上）、心动过速（140～240次/分），伴心房颤动或心房扑动、厌食、恶心、呕吐、腹泻、烦躁不安、呼吸急促、大汗淋漓等，严重者出现虚脱、休克、嗜睡、谵妄、昏迷，部分病人有心力衰竭、肺水肿，偶有黄疸。

2. 辅助检查　典型病例诊断并不困难，甲状腺功能检查无助于诊断，因发生危象时病人血中的甲状腺激素水平多无明显升高，而血清蛋白结合碘值（PBI）常较高。对疑为甲状腺危象者，在有条件的单位，虽可做PBI、T_3与T_4测定及甲状腺2小时吸碘率以作参考，但最好一旦临床诊断成立，立即开始治疗，以免丧失时机。

三、救治与护理

（一）严密观察病情

监测心电图、神志、体温、血压、SpO_2等的变化，发现异常及时处理。

（二）紧急救护

1. 迅速降低甲状腺激素水平

（1）抑制甲状腺激素合成，首选丙硫氧嘧啶（PTU），首次剂量600mg，口服或经胃管注入，以后给予PTU 250mg口服。每6小时一次，待症状缓解后减至一般治疗剂量。

（2）抑制甲状腺激素释放，服PTU 1小时后再加用复方碘口服溶液5滴，每8小时一次，或碘化钠1.0g加入10%葡萄糖盐水溶液中静脉滴注24小时，以后视病情逐渐减量，一般使用3～7天。如果对碘剂过敏，可改用碳酸锂0.5～1.5g/d，分3次口服，连服数日。

（3）清除血浆内激素，用腹膜透析、血液透析或血浆置换等措施迅速降低血浆甲状腺激素浓度，用于上述常规治疗无效者。

2. 降低周围组织对甲状腺激素的反应

（1）普萘洛尔20～40mg，每6～8小时口服一次，或1mg稀释后缓慢静脉注射。其作用是抑制外周组织T_4转换为T_3。但心功能不全、心脏传导阻滞、心房扑动、支气管哮喘者应慎用或禁用。

（2）利血平和胍乙啶，可消耗组织中的儿茶酚胺，减轻甲亢在周围组织的表现。

（3）氢化可的松50～100mg加入5%～10%葡萄糖溶液静脉滴注，每6～8小时一次。可改善机体反应性，提高应激能力。还可抑制组织中T_4向T_3转化作用，与抗甲状腺药物有协同作用，可迅速减轻临床症状。

（三）加强护理

（1）绝对卧床休息，保持环境安静，减少环境中的不良刺激，如声音和光的刺激，限制访视者，减少交谈，向病人解释病情时语调轻柔。对烦躁病人，可予镇静剂。

（2）纠正脱水和电解质紊乱，及时补充水分，每日饮水量不少于2000ml。补充葡萄糖、钾、钠和维生素等。给予高热量、高蛋白、高纤维素饮食。

（3）高热者予物理降温，避免用乙酰水杨酸类药物，因其能与甲状腺结合球蛋白（TBG）结合，置换出 T_3 和 T_4，使血中游离甲状腺激素增多。

（4）做好各种抢救准备。预防吸入性肺炎等并发症。

（四）去除诱因

（1）迅速寻找和去除诱因，特别是感染，应及时进行血培养，如考虑感染存在，可根据经验给予抗生素治疗，以后再根据细菌培养及药物敏感报告选用抗生素。

（2）伴有其他疾病人应同时积极处理。

第六节　重症肌无力危象

重症肌无力（myasthenia gravis，MG）是累及神经-肌肉接头处突触膜上乙酰胆碱受体的，主要由乙酰胆碱受体抗体介导、细胞免疫依赖补体参与的自身免疫性疾病。临床表现为受累横纹肌异常疲乏无力，不能随意运动，经休息或服用抗胆碱酯酶药物治疗后症状暂时减轻或消失，若急性发生延髓支配的肌肉和呼吸肌严重无力，出现呼吸肌、吞咽肌进行性无力或麻痹，以致不能维持换气功能即为重症肌无力危象。

一、诱因与发病机制

（一）诱因

（1）过度疲劳、情绪激动、手术、激素分泌状态的改变，如月经来潮、妊娠、分娩、甲状腺功能亢进等，均可为急性发作的诱因。

（2）感染　以上呼吸道感染最为常见。

（3）抗胆碱酯酶药物应用不当。

（4）某些药物可加重肌无力　①氨基糖苷类及多黏菌素类抗生素，可抑制乙酰胆碱释放，应禁用。②中枢神经系统抑制剂，可引起或加重呼吸困难。③神经肌肉阻滞剂及抗心律失常药，可降低肌膜的兴奋性或抑制神经肌肉的传递。

（二）发病机制

多数学者认为重症肌无力是细胞免疫依赖、补体参与的自身免疫性疾病。总之，本病是一种与胸腺异常有关的自身免疫性疾病，但可能与某些遗传因素有关。

二、现场评估

重症肌无力危象分为三型，包括肌无力危象、胆碱能危象和反拗性危象。危象发生时必须确定为哪一种危象，否则判断不准、治疗不当，不但不能减轻或解除危象，还会使病情恶化。

（一）肌无力危象（myasthenic crisis）

最常见，约1%重症肌无力病人可出现，常因抗胆碱酯酶药量不足引起，即新斯的明不足危象，由各种诱因和药物减量诱发。呼吸微弱、发绀、烦躁、吞咽和排痰困难、语言低微直至不能出声，最后呼吸完全停止。可反复发作或迁延成慢性。

（二）胆碱能危象（cholinergic crisis）

抗胆碱酯酶药过量所致，病人肌无力加重，出现肌束震颤及毒蕈碱样反应。即新斯的明过量危象，多在一时用药过量后发生，除上述呼吸困难等症状外，尚有乙酰胆碱蓄积过多症状：包括毒碱样中毒症状（呕吐、腹痛、腹泻、瞳孔缩小、多汗、流涎、气管分泌物增多、心率变慢等），烟碱样中毒症状（肌肉震颤、痉挛和紧缩感等）以及中枢神经症状（焦虑、失眠、精神错乱、意识不清、描搐、昏迷等）。

（三）反拗性危象（brittle crisis）

对抗胆碱酯酶药不敏感所致。难以区别危象性质又不能用停药或加大药量改善症状者。多在长期较大剂理用药后发生，临床表现介于肌无力危象和胆碱能危象之间。依酚氯铵试验无反应。

三、救治与护理

（一）严密观察病情

严密观察生命体征变化和对药物治疗的反应，判断危象的类型，做好相应处理。

（二）维持呼吸

对有呼吸困难、缺氧、发绀严重的病人可立即行气管插管和呼吸机支持治疗。若2周内呼吸肌麻痹不能恢复正常应果断做气管切开，用人工呼吸机辅助呼吸。注意气管切开护理的无菌操作，给予雾化吸入，及时吸痰，保持呼吸道通畅。

（三）不同类型危象的处理

1. 肌无力危象 气管插管和正压呼吸开始后应停用胆碱能药物，避免刺激呼吸道分泌物增加。可应用胆碱酯酶抑制剂如甲基硫酸新斯的明、溴吡斯的明，甲基硫酸新斯的明1~2mg肌内注射或0.5~1.0mg静脉滴注，好转后根据病情2小时重复一次，日总量6mg，或1~2mg加入5%葡萄糖盐水500ml中静脉滴注。如有药物过量症状，酌情用阿托品0.5mg肌内注射。能吞咽后改为口服。但注意应少量、多次用药，对心率过慢、心律不齐、机械性肠梗阻以及哮喘病人均忌用或慎用。若用药后症状不减轻，甚至加重，应警惕胆碱能危象发生。

2. 胆碱能危象 立即停用抗胆碱酯酶药物，并用：①阿托品0.5~2.0mg肌内注射或静脉注射，15~30分钟重复一次，至毒碱样症状减轻后减量，可间歇使用，直至恢复。②解磷定，对抗烟碱样作用，以400~500mg加入5%葡萄糖或生理盐水中静脉滴注，直至肌肉松弛，肌力恢复。

3. 反拗性危象 反拗性危象：停用一切抗胆碱脂酶类药物，至少3天后从原药量的半量开始给药，同时改用或并用激素。危象解除后处理：应继续使用抗胆碱酯酶类药物，并配合其他治疗。

（四）加强护理

（1）绝对卧床休息。

（2）加强营养，对危象病人可经鼻饲或静脉补充营养。病情好转后仍须严格掌握在注射抗危象药物15分钟后再进食（口服者在饭前30分钟服药）。

（3）预防肺不张和肺部感染、口腔炎和褥疮的发生。

（五）病因治疗

（1）待症状改善后，可选择肾上腺皮质类固醇激素治疗，合用抗胆碱酯酶药。长期服用地塞米松、泼尼松等，要注意观察有无消化道出血、骨质疏松、股骨头坏死等并发症。

（2）激素治疗半年内无改善者，应考虑用免疫抑制剂，常用硫唑嘌呤或环孢素，应定期查血象和肝肾功能。

（3）亦可行血浆置换、免疫球蛋白治疗。

（4）全身型重症肌无力者可考虑行胸腺切除术。

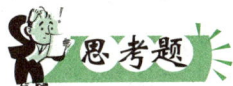

思考题

1. 对超高热危象病人应采取哪些救护措施，应实施哪些有效的降温措施？

2. 救护高血压危象病人时，首选什么药物，在使用该药时应注意什么？

3. 糖尿病酮症酸中毒与高渗性非酮症糖尿病昏迷临床表现和救护措施有哪些异同？

4. 低血糖危象的表现要点是什么，有哪些救护措施？

5. 甲状腺危象有哪些诱因和表现，其救护措施是什么？

6. 简述重症肌无力危象的常见类型及其救护要点。

（郭梦安）

第十二章 常用救护技术

第一节 机械通气技术

机械通气（mechanical ventilation）是指利用机械装置辅助或代替自主呼吸运动的一种通气方式。目的是改善病人通气功能，减少氧耗量，增加肺内压，改善肺水肿，促进气体弥散。是临床常用的一项救护技术。

一、适应证

（1）各种急、慢性呼吸衰竭，呼吸频率 >40 次/分或 <5 次/分。
（2）急性呼吸窘迫综合征。
（3）呼吸性酸碱平衡失调。
（4）心源性或非心源性肺水肿。
（5）呼吸中枢控制失调或神经肌肉系统疾病。
（6）应用呼吸机进行呼吸道药物治疗或气溶胶治疗。
（7）各种外科大手术后出现通气弥散功能障碍。
（8）各种严重的胸部创伤。

二、禁忌证

（1）呼吸衰竭并发肺大疱。
（2）急性心功能衰竭、心肌梗死等引起的呼吸困难。
（3）大咯血或严重误吸引起的窒息。
（4）重症活动性肺结核。
（5）未经闭式引流的气胸、纵隔气肿或大量胸腔积液。
（6）张力性气胸。

三、呼吸机类型

按照机械通气的切换方式分类，常用的呼吸机有以下几种类型。

1. 定容型呼吸机 预先设定潮气量，然后呼吸机将预定量的气体送入肺内，引起肺扩张完成吸气；当送入的气体容量达到预定的潮气量值时，呼吸机将自动停止送气转为呼气。优点是能够保证足够通气量，缺点是易产生气压伤。

2. 定压型呼吸机　预先调定压力，在呼吸机工作时，将气流送入肺内，使肺泡扩张，当肺泡内压达到预定压力时气流即终止，胸廓和肺泡弹性回缩将肺泡气排出，待呼吸道内压力降到预定呼吸机参数值时开始下一次送气。优点是不易产生气压伤，缺点是不能保证足够的潮气量，有造成通气不足的可能。

3. 定时型呼吸机　预先设定病人送气时间，当呼吸机送气到达预定时间时，送气停止转为呼气。常用于新生儿和婴幼儿。

4. 混合型多功能呼吸机　伴随在呼吸生理、电子技术和精良传感技术方面的迅速发展以及电脑的广泛应用，目前单纯以定量、定压或时间作为转换形式的呼吸机在临床上将被综合三种转换融为一体的多功能呼吸机即混合型多功能呼吸机替代。

四、操作方法

（一）呼吸机与患者连接方式

1. 面罩　适用于神志清楚且能够配合的患者，或者短时间使用。

2. 气管插管　用于昏迷病人。

3. 气管切开　用于需要长时间机械通气的病人。

（二）机械通气模式的选择

1. 控制通气（CMV）　为目前临床治疗中最常用的通气方式，呼吸机在吸气时将气流送入肺中，当压力上升至一定水平，呼吸机停止供气，呼气阀打开，患者的胸廓和肺泡弹性回缩将肺泡气排出，产生呼气。如此周而复始，主要适用于各种以通气障碍为主的呼吸衰竭病人。目前，控制通气主要有两种形式。

（1）容量控制通气（VCV）　是呼吸机在容量转换的方式下，控制病人的潮气量，通气频率，以保证有效的通气量，维持病人的呼吸功能。常用于无自主呼吸的病人。

（2）压力控制通气（PCV）　是在压力转换的条件下，通过呼吸机控制病人的呼吸。PCV需要预设呼吸道压力、呼吸频率、吸气时间或吸呼时间比等参数。多用于婴儿或易发生气压伤的无自主呼吸的病人。

2. 压力支持通气（PSV）　在病人有自主呼吸的前提下的辅助通气方式，每次吸气都施加一定水平的压力支持，以增强患者的吸气能力，同时增加患者的吸气浓度和吸入气量。

3. 同步间歇指令通气（SIMV）　是一种控制模式和自主呼吸相结合的通气模式，呼吸机的供气由患者的自主吸气触发，主要用于脱机前的训练和过渡。

4. 持续气道正压通气（CPAP）　是在病人自主呼吸条件下，呼吸机于整个呼吸周期均施以一定程度的呼吸道正压，可防止呼气时上、下呼吸道及肺泡塌陷，改变肺顺应性，减轻吸气时呼吸道阻力，明显提高功能残气量，使肺泡内压力升高，减少液体渗出。适用于有自主呼吸的 ARDS、肺不张等。

5. 呼气末正压通气（PEEP）　是指呼吸机在吸气时将气体压入肺脏，在转为呼吸时仍保持气道在预定正压水平，一般设定为 $5 \sim 10\ cmH_2O$，适用于 ARDS 或肺水肿病人。

（三）呼吸机参数的设置

1. 潮气量（TV） 成人 8～12ml/kg；儿童 5～6ml/kg。

2. 呼吸频率 成人一般为 12～16 次/分；儿童 20 次/分；婴幼儿 30 次/分；新生儿 40 次/分。

3. 每分通气量 成人一般为 90～120ml/kg；儿童 120～150ml/kg。

4. 呼吸时间比（I：E） 为避免发生呼气功能不全，I：E 一般设定为 1：1.5～2。

5. 通气压力 成人 15～20cmH_2O；小儿 12～15cmH_2O。

6. 供氧浓度 一般以 40%～50% 为宜，按病情可酌情增加，但不能长时间超过 60%。

五、注意事项及护理要点

（1）注意呼吸机运转情况，有无漏气，导管连接处是否松脱或滑落。

（2）密观病人神志、呼吸形态及各项生命体征，定期进行电解质测定和血气分析，及时调整呼吸机参数。

（3）充分湿化呼吸道，防止病人气道干燥，鼓励并协助病人咳嗽、深呼吸、翻身、变换体位，促进痰液排出，防止分泌物堵塞，做好呼吸机接接班及病室的消毒工作，预防肺部感染。

（4）防治呼吸机治疗出现的并发症，如通气不足诱发的高碳酸血症，或者因通气过强造成的碱中毒。

第二节　气管插管术

气管插管是建立人工气道的可靠途径，也是进行人工通气的最好办法。它不仅有利于清除呼吸道分泌物，维持气道通畅，减少气道阻力，也有利于减少呼吸道解剖无效腔，保证有效通气量，为给氧、加压人工呼吸、气管内给药等提供条件。

一、适应证

（1）呼吸、心脏骤停需行心肺脑复苏者。

（2）呼吸功能不全或呼吸困难，需行人工加压给氧和辅助呼吸者。

（3）呼吸道分泌物不能自行咳出。

（4）各种全麻或静脉复合麻醉。

（5）颌面部、颈部等部位的大手术需要保持呼吸道通畅者。

（6）婴幼儿气管切开前需要行气管插管定位者。

（7）新生儿窒息复苏。

二、禁忌证

下列情况应禁用或慎用：

（1）喉头水肿、气道急性炎症等。此类病人可选择气管切开。

（2）咽喉部烧伤、肿瘤、脓肿、血肿或异物存留者。

（3）胸主动脉瘤压迫气管者，插管有导致主动脉瘤破裂的可能性。

（4）颈椎骨折或脱位者。

三、操作前准备

准备好气管插管盘，包括以下物品。

1. 喉镜 由喉镜柄和喉镜片组成，有成人、儿童、幼儿三种规格。镜片有直、弯两种类型，成人多用弯型镜片，在暴露声门时不必挑起会厌，因而可减少对迷走神经的刺激。

2. 气管导管 气管导管多选用对组织无刺激、带充气气囊的硅胶管。其长度、粗细要根据具体情况选择。经口插管时成年男性一般用 36～40 号，女性用 32～36 号。鼻腔插管应相应小 2～3 号，且不带套囊。小儿按以下公式选择导管：1～7 岁，号数 = 年龄 +19；8～10 岁，号数 = 年龄 +18；11～14 岁，号数 = 年龄 +16。在临床工作中，通常还可以准备较此气管导管大 1 号和小 1 号的气管导管各一根以备用。

3. 导管管芯 管心可用细金属条（铜、铝、铁丝皆可），其作用是使导管保持一定的弯度，以适应患者局部的生理解剖特点，便于插管操作。要求导管长度适当，以插入导管后其远端距离导管开口 0.5～1cm 为宜。一般导管插入声门后即拔出管芯，后单独使用导管继续插入，以防止造成气管损伤。

4. 其他 牙垫、喷雾器（内装 1% 丁卡因或其他局麻药）、10ml 注射器及针头、衔接管、吸引装置、胶布、凡士林、听诊器、吸痰管、简易呼吸器、面罩或呼吸机。

四、操作方法

气管插管主要经过口腔或鼻腔通过咽喉、声门裂而入气管。根据插管途径可分为经口腔插管和经鼻腔插管，根据插管时是否用喉镜暴露声门，分为明视插管和盲探插管。

（一）经口明视插管术

是临床应用中最广泛、最方便的一种气管内插管方法，关键步骤在用喉镜暴露声门。

（1）病人取仰卧位，头后仰，使口、咽、气管基本重叠于一条轴线，即插管标准头位（图 12-1）。如喉头暴露不好，可在病人肩背部垫枕，使头尽量后仰，此即插管操作的修正头位。

（2）操作者立于患者头侧，用右手拇指推开病人下唇及下颌，防止喉镜置入时下唇被卷入造成挤伤，示指抵住上门齿。以两指为开口器，使嘴张开。

（3）待口完全张开时，操作者左手拿喉镜，使带照明的喉镜呈直角倾向喉头，柄偏右，顺右侧舌面插入。镜片抵咽部后，使右偏的镜柄转至正中位，并轻轻将喉镜向左靠，使舌偏左，扩大镜片下视野，可见悬雍垂，此为暴露声门的第一个标志。然后顺舌背将喉镜片稍深入至舌根，稍稍上提喉镜，即可看到会厌的边缘，此为暴露声门的第二个标志。

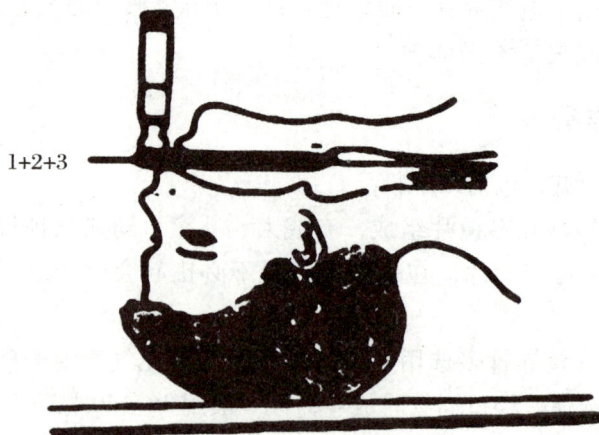

图 12-1　标准头位

（4）见到会厌边缘后，如果用直型喉镜片，则继续稍深入，使喉镜片前端到达会厌的腹面，然后上提即可暴露声门；若用弯形喉镜片，则只需稍深入，使喉镜片前端置于会厌与舌根交界处，然后上提喉镜，即可见声门。声门呈白色，透过声门可以看到暗黑色的气管通道。

（5）暴露声门后，右手持头端事先已涂好凡士林的气管导管，前端对准声门，在病人吸气末（此时为声门开大时），顺势轻柔地将导管插入。导管插过声门 1cm 左右，迅速拔除导管心，防止损伤气管，将导管继续旋转深入气管，成人 4cm，小儿 2cm 左右。

（6）塞牙垫于气管导管旁，后将喉镜退出。操作者用耳凑近导管外端，感觉有无气流。若为呼吸暂停的病人，应用嘴对导管吹气或用呼吸囊挤压，观察胸部有无起伏，并用听诊器认真对比两肺呼吸音，注意两侧是否对称。如果听诊两侧呼吸音不对称，可能为插入过深，进入一侧支气管所致，可将导管稍向后退出，直至两侧呼吸音对称。

（7）确认完毕，用长胶布妥善固定导管和牙垫。

（8）为防止漏气，需向导管前端的套囊内注入的空气，一般为 5ml 左右，注气量不宜过多，以气囊刚好封闭气道腔隙而不漏气为宜。

（9）用吸痰管试吸导管内分泌物，了解呼吸道通畅情况。

（二）经口探插法

在某些特殊情况下，如颞颌关节病变，颌面部瘢痕挛缩，先天性巨舌，以及颌面、舌、口腔内肿瘤等，患者张口困难，小于 2cm 时会影响到喉镜置入，对此类患者，可以经口盲探插管。利用可变形的管芯将导管变成"L"型，然后根据插入导管内通气的响声大小判断声门位置，当插入导管到响声最强处时，可拔出管芯，导管多能自然滑入气管。

（三）经鼻明视插管术

当患者严重张口困难（如颞颌关节强直、破伤风等），或口腔内插管妨碍手术进行时，选用经鼻明视插管术，尤其适用于需长时间插管呼吸支持的病人。

（1）术前认真检查，确认病人鼻腔无鼻中隔歪曲、息肉及纤维瘤等异常现象，必要时可滴入适量1%丁卡因以减轻不适。

（2）选择合适的导管，凡士林润滑，也可用石蜡油滴入需插管侧鼻腔。

（3）病人体位同上所述。将导管沿垂直面部方向插入鼻腔，沿下鼻道经鼻底部，出鼻后孔至咽喉腔。当插入导管深度与鼻翼至耳垂长度相当时，用咽喉镜暴露声门，右手继续将深入导管，进入声门。其他步骤基本同经口插管。

五、注意事项及护理要点

（1）对明显呼吸困难或呼吸骤停病人，插管前应先行人工呼吸或吸氧，以免因插管而增加病人缺氧时间，尤其是脑细胞缺氧损害。

（2）插管前认真核对物品是否齐全，喉镜灯泡是否明亮，气管导管气囊有无漏气。再根据病人年龄、性别、身材、插管目的及途径来选择合适的导管。

（3）插管动作要求轻柔、准确而又迅速，防止组织损伤和长时间缺氧。

（4）插管后注意检查导管固定是否牢靠，保持管腔通畅，注意观察有无扭曲、阻塞、脱落等情况。

（5）注意湿化吸入气体，防止气管内分泌物稠厚结痂而影响通气。

（6）插管留置时间不宜过长，超过72小时应拔除改行气管切开。

（7）应用带套囊的气管导管时，注入套囊内的气量一般以3~5ml为宜。需较长时间应用时，一般每4~6小时需将气囊放气1次。

（8）拔管方法：充分抽吸咽部及气管内的分泌物及胃内容物后，放出气囊内气体，放气的同时拔管，拔管应尽量在白天进行，以便观察病情与及时处理并发症。

（9）拔管后护理：应注意观察病人对拔管的反应，保持呼吸道通畅。

第三节　气管切开术

气管切开术是指颈段气管切开，气管套管放入，以解除喉源性呼吸困难、呼吸功能失常或下呼吸道分泌物潴留所致呼吸困难的一种常见急救手术，其作用有通气，吸痰、气管内给药、加压给氧等。

一、适应证

（1）喉梗阻　如咽喉部炎症、异物、肿瘤、外伤、上呼吸道烧伤或瘢痕性狭窄等引起的急、慢性喉阻塞，造成窒息者。

（2）下呼吸道分泌物阻塞　因昏迷、炎症、胸部外伤或手术不能有效咳嗽排痰者。

（3）使用呼吸机辅助通气需要时间较长者。

（4）气管异物且无法经喉取出者。

（5）预防性气管切开。

二、禁忌证

（1）各种严重的出血性疾病。

（2）气管切开部位以下占位性病变而造成的呼吸道梗阻。

三、操作前准备

（1）向病人及家属做好解释，使其了解气管切开术的目的、重要性、手术经过、术后注意事项及愈合过程，以取得病人与家属的配合。

（2）做好物品准备：气管切开包、气管导管、氧气装置、口罩、帽子、无菌手套、皮肤消毒用品、1%普鲁卡因、吸引器、吸痰管、照明灯。

四、操作方法

（1）病人取仰卧位，肩背部垫枕，头后仰并固定于中立位，保持病人下颌、喉结、胸骨切迹呈同一直线，使气管向前突出，充分暴露。若为小儿，则由助手将其头部固定。

（2）颈部皮肤做常规消毒，操作者戴无菌手套，铺无菌手术孔巾。

（3）于术区用普鲁卡因作局部浸润麻醉，上始甲状软骨，下止胸骨上切迹；幼儿可在甲状软骨下缘及胸锁乳突肌前缘之间作"V"形浸润麻醉；昏迷病人可不做麻醉。

（4）左手拇指及中指固定病人甲状软骨，示指固定环状软骨上方，右手持刀做纵形切开，切开范围上自环状软骨，下至胸骨上凹上 $1～1.5cm$ 处，于颈前正中线上切开长度约为 $3～5cm$ 切口（图12－2）。逐层分离皮下组织、颈浅筋膜、舌骨下肌群，可见甲状腺，将其峡部向上推开，暴露气管。

（5）于第3、4或4、5气管软骨环处做横向切开，撑开气管切口，将气管内分泌物及血液吸出。

（6）选择合适大小的气管套管插入，将套管带子缚于颈后并打结固定。如果病人颈部切口过长，可适当局部缝合，最后用开口纱布经套管下覆盖好切口，并用胶布固定。

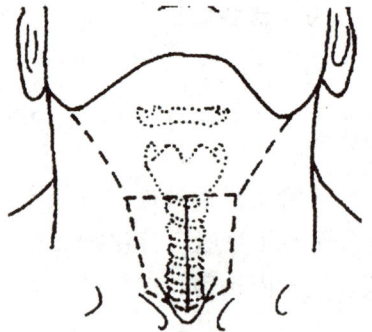

五、注意事项及护理要点

（1）手术过程中，一直保持患者头部中立位，避免损伤周围组织或血管。

图12－2　气管切开部位

（2）术后套管要固定牢靠，一般以能在固定带和皮肤之间伸进一指为宜，过松套管易脱出，过紧影响血运。

（3）保持呼吸道通畅、湿润，保持病室温度、湿度适宜。

（4）气管套管口覆盖温湿纱布 1~2 层，及时吸痰，每隔 4~6h 取出气管套管内管清洗消毒 1 次，每周更换外管 1 次。

（5）床头常规备有气管切开包、给氧装置、吸引器、照明灯、血管钳、急救药品等急救物品。

（6）病情好转后可拔管，因喉梗阻而行气管切开者，拔管前先试夹管 48h，病人无呼吸困难可拔管。因其他原因行气管切开者，症状体征改善，则可直接拔除气管套管。

（7）拔管后，消毒伤口周围皮肤，无菌纱布覆盖，胶布固定。

第四节　外伤止血、包扎、固定及搬运

一、止血

各种外伤导致的出血，尤其是大动脉出血，如果止血不及时或处理方法不正确，可导致休克甚至危及生命。在实施止血之前，要首先判断出血类别。根据破裂血管的类型，出血可分为动脉出血、静脉出血和毛细血管出血三种。动脉出血，色鲜红，呈喷射状，需紧急救治，处理不及时有生命危险；静脉出血时，颜色暗红，呈泉涌状，一般不能自行止血；毛细血管出血，色鲜红，出血在皮肤表面，多为渗出，可以自行止血。按出血部位分，可以分为外出血、内出血和皮下出血。外出血是指伤口在身体表面，血液从伤口流出，易及时发现；内出血是体内组织器官受损而导致的出血，情况较严重，且易漏诊，现场无法处理，需紧急送医院急诊科处理；皮下出血是指皮肤无明显破损，仅在皮下软组织内出血，如挫伤、瘀点、瘀斑等，一般病情较轻。止血技术主要是针对动脉出血的急救。动脉止血有多种方法，需根据具体出血情况选择适合的止血方法。

（一）指压止血法

指压止血法是一种简单有效的止血方法，多用于临时自救或互救，适用于于头部、颈部或四肢的大中动脉出血。用拇指压住出血的动脉的近心端，将动脉压向临近的骨骼，阻断血液流通，已达到有效止血。

1. 颞浅动脉压迫法　常用于一侧头顶部的止血，在颧弓后缘耳前缘摸到颞浅动脉搏动点，用拇指将其压向下颌关节面（图 12-3）。

2. 面动脉压迫法　常用于一侧颜面部的止血，于双侧下颌角前约 3cm 的凹陷处摸到颞浅动脉搏动点，用拇指将其压向下颌骨面（图 12-4）。由于双侧面动脉相互间的吻合支多，因此一侧面部出血也需同时压迫双侧面动脉。

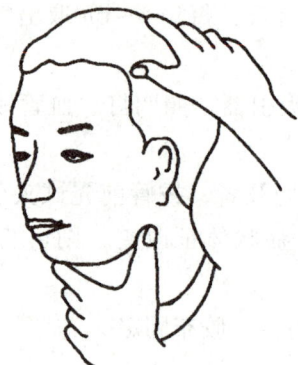

图 12 - 3　颞浅动脉压迫法　　　　　图 12 - 4　面动脉压迫法

3. 颈总动脉压迫法　常用于头部的止血，颈总动脉位于气管与胸锁乳突肌前缘之间，搏动强烈，用大拇指将其向后、向内压向第 5 颈椎横突（图 12 - 5）。

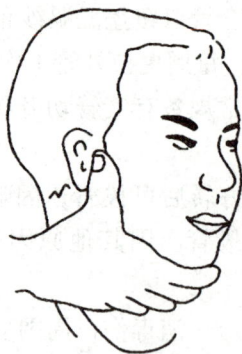

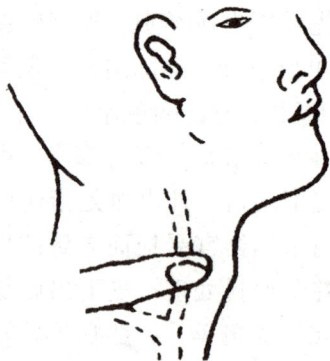

图 12 - 5　颈总动脉压迫法　　　　　图 12 - 6　锁骨下动脉压迫法

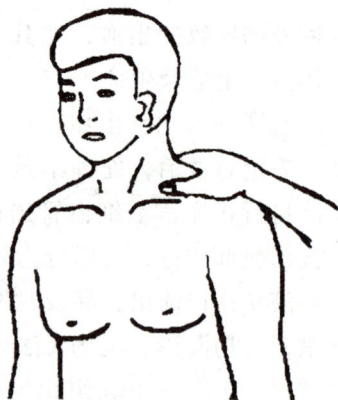

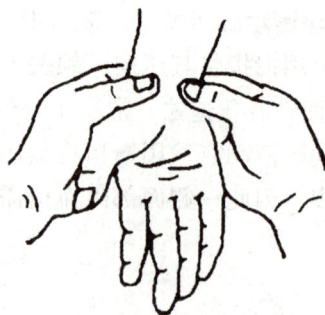

4. 锁骨下动脉压迫法　常用于腋窝和肩部的止血，于同侧锁骨上方的锁骨上窝中部摸到锁骨下动脉搏动点，用拇指将其向下、向后压向第一肋骨面（图 12 - 6）。

5. 肱动脉压迫法　常用于前臂止血，肱动脉位于前臂内侧中部，摸到肱动脉搏动点后用手指将其压向内侧的肱骨干（图 12 - 7）。

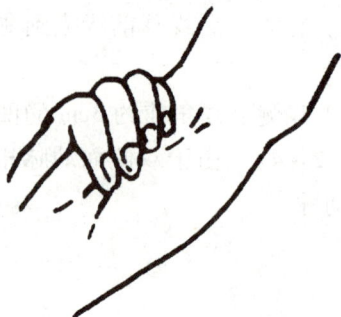

图 12 - 7　肱动脉压迫法　　　　　图 12 - 8　尺、桡动脉压迫法

6. 尺、桡动脉压迫法　常用于手部止血，于手腕部近端的内外两侧摸到尺、桡动脉的搏动点，分别用两手拇指将尺动脉、桡动脉分别压向尺、桡骨面（图12-8）。

（二）止血带止血法

多用于四肢动脉出血的止血，是现场急救中常用的一种临时止血方法。止血时，于伤口的近心端肢体皮肤周围垫上衬垫后再绑扎止血带（图12-9）。临床常用的止血带有：橡皮止血带、充气加压止血带、卡式止血带。运用止血带止血法时应注意以下几点。

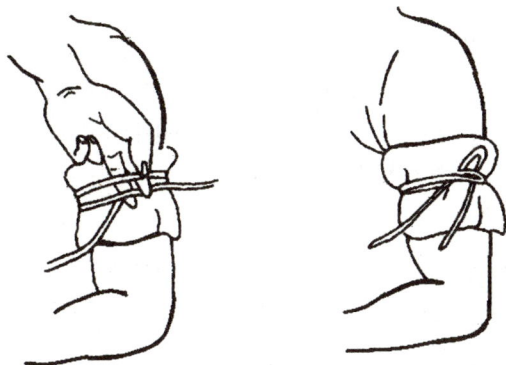

图12-9　止血带止血法

（1）先绑扎止血带止血，后包扎伤口。

（2）止血带的绑扎部位在伤口的近心端，并应尽可能靠近上伤口，以减少缺血范围，但应避开骨骼隆起处或神经走行的部位。

（3）前臂、小腿出血一般不使用止血带止血，因前臂和小腿部位的动脉在两长骨骨间走行，无法完全阻断血流。

（4）上止血带的部位应先垫好软布垫后再绑扎止血带，以保护皮肤和肌肉。

（5）止血带绑扎要松紧适度，以摸不到远端动脉搏动、出血停止为准。过松达不到止血目的，过紧则造成肢体供血不足，肢体肿胀和坏死。

（6）禁止使用非弹性的绳索、鞋带、电线甚至铁丝等物品替代止血带。

（7）绑扎扎止血带的伤员，必须佩戴明显的标志，并标明绑扎时间，通常每隔1小时松开止血带1次，每次松开2~3分钟，以免造成肢体缺血坏死，并且在止血带放松期间需运用指压止血法等临时止血。

（三）加压包扎止血法

加压包扎止血法适用于小动脉，中、小静脉或毛细血管出血。先在伤口上用干净敷料覆盖，然后用绷带或三角巾加压包扎，注意包扎要松紧适度，以达到血流停止而又不影响肢体远端血运为宜。

（四）加垫屈肢止血法

适用于前臂和小腿出血时的紧急止血。前臂出血时，在肘窝处加垫并屈肘；上臂出血时，在腋窝内加垫，并使上臂紧靠胸壁；小腿出血时，在腘窝处加垫并屈膝。加垫屈肢止血法对伤员造成的痛苦较大,尤其是伤肢骨折的情况下,故不作为首选止血方法。

二、包扎

包扎的目的是压迫止血、保护创口、预防感染、减轻疼痛以及固定敷料、夹板。包扎在外伤急救中应用非常广泛,常用材料有绷带卷、三角巾和弹力绷带。任何一种包扎法,均要求无菌,完全覆盖伤口并且松紧适度。

(一) 绷带包扎法

绷带包扎是外伤急救中的常用技术,其作用有加压包扎止血,固定敷料,现场固定骨折、关节脱位或悬吊肢体等。

1. 环形包扎法　此法多用于手腕部、额部、胸腹部等肢体上下周径基本相等且包扎范围小的部位。绷带卷放置在需包扎部位,第一圈作稍斜向缠绕后反折,后环行缠绕,每圈均完全覆盖住前一圈。最后撕开绷带尾端打结固定或胶布固定(图12-10)。

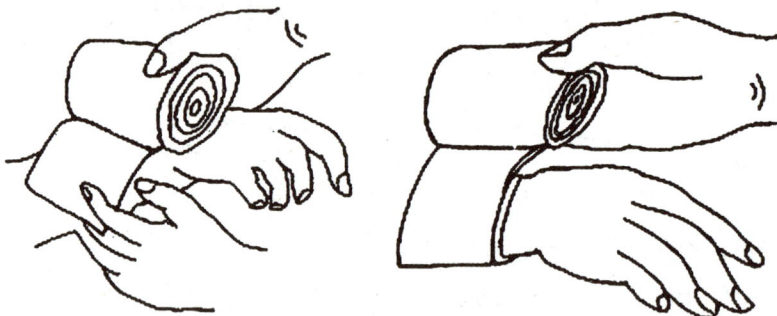

图 12-10　环形包扎法

2. 螺旋包扎法　此法一般用于包扎肢体上下周径大小基本相当的部位,如上臂、大腿和手指等。以环形包扎法开始,然后将卷带向上斜行缠绕,缠绕后一圈时需盖住前一圈的 1/2~2/3,直到将伤处完全包住,最后以环形包扎结束(图12-11)。

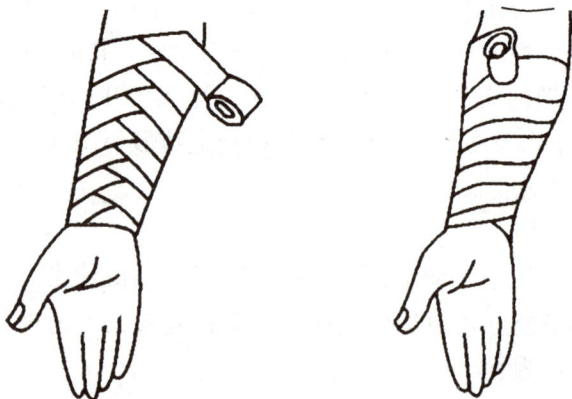

图 12-11　螺旋包扎法　　　　图 12-12　螺旋反折包扎法

3. 螺旋反折包扎法　此法一般多用于包扎肢体上下周径大小相差较大的部位如前

臂、小腿等。包扎时以环形包扎法开始，然后螺旋向上包扎，缠绕绷带时用一拇指压住卷带上缘，将其上缘反折，并且每一圈需压住前一圈的 1/2～2/3，每圈的折线应互相平行，直到将伤处完全包住，最后以环形包扎结束（图 12－12）。

4. "8"字形包扎法 此法适用于关节部位包扎，具体包扎方法有两种。第一种先在关节下方做环形包扎，然后将卷带自下而上再自上而下来回做"8"字形缠绕并逐渐靠拢关节中心部位，最后以环形包扎结束。第二种方法在关节中心部位先做环形包扎，然后将卷带在关节的上下方来回做"8"字形，两圈均在关节的凹面交叉，反复进行并逐渐向关节外侧缠绕。包扎时每圈压住前一圈的 1/2～2/3，最后在关节的上方或下方做环形包扎结束（图 12－13）。

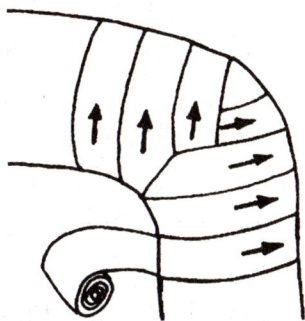

图 12－13 "8"字形包扎法

（二）三角巾包扎法

三角巾制作方便、简单，包扎方法容易掌握，尤其在大面积包扎时优于绷带包扎，为现场急救常用的包扎技术。包扎要做到快速、熟练、轻巧，以免碰触伤口，加重伤口的疼痛和损伤。包扎既要牢靠，但又要松紧适宜，以免引起血液循环障碍。

1. 头部包扎法 将三角巾的底边向外向上反折3cm左右，盖住眉以上头部及耳后区域，把两底角在枕后交叉压在顶角上，在缠绕回到额前打结（图 12－14）。

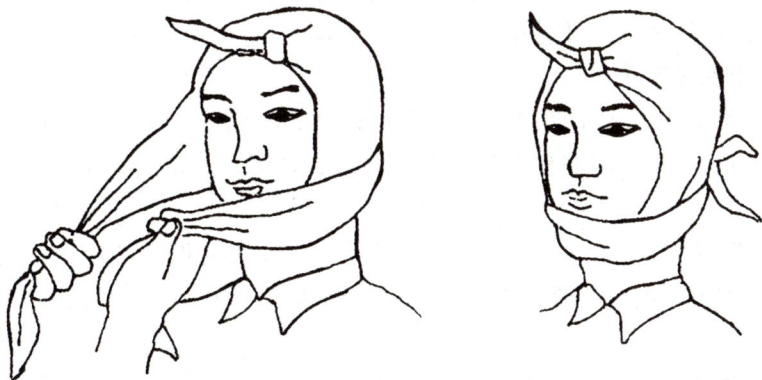

图 12－14 头部三角巾包扎法

2. 上肢包扎法 包扎时先将三角巾于伤员胸前平铺，顶角伸向肘关节稍外侧，伤肢屈曲，并压住三角巾，然后提起三角巾下端底角，绕至患侧肩部后方，另一端从健侧肩部绕至颈后，于颈后打结。

3. 胸部包扎法　将三角巾折成鱼尾状，并将其底部反折，横向缠绕胸部，然后提拉三角巾两角向上越过两侧肩部后至颈后打结，再将顶角带子缠绕至对侧腋下打结。

4. 背部包扎法　此包扎方法基本与胸部相同，只是位置方向相反，最后于胸部打结。

5. 下腹部包扎法　三角巾顶角朝下，将三角巾底边包绕腰部在后方打结，顶角向下兜住会阴部，并与两底边在臀部后方打结。

（三）包扎注意事项

（1）包扎时注意保持伤员的舒适体位，包扎过程中尽量不移动伤员。

（2）包扎时动作要熟练、轻巧，不触及伤口，避免加剧疼痛、损伤。

（3）绷带包扎要从伤口远端向近端包扎，包扎结束时用胶布或打结固定，打结应避开伤口打结。

（4）包扎时务必保持肢体的功能位，肘部弯曲包扎，膝部伸直包扎。

（5）包扎时应松紧适度，用力均匀，掌握"三点一走行"原则，即绷带的起点、止点、着力点和绷带走行方向，以达到包扎既牢靠又不引起病人疼痛或者末端血供障碍。

（6）包扎时四肢指（趾）端外露，以便观察末梢循环情况。

（7）包扎材料和皮肤均应干燥，皮肤之间（指缝、耳后）和骨突起处应加衬垫。

三、固定

固定目的是限制骨折断端活动，减轻伤员的疼痛，避免血管、神经及重要脏器的进一步损伤，是骨折现场急救中一项非常重要的措施。固定可分内固定、外固定两种，内固定需通过手术切开复位后完成，一般都用于入院后的治疗，在现场急救中多用外固定术。本章所述为现场的临时外固定，固定时需夹板和敷料等材料。在现场没有专用夹板时，也可用树枝、竹片、厚纸板、报纸卷甚至是健侧肢体等代替。没有专用敷料可用干净的布类、棉花等代替。

（一）常用固定方法

1. 锁骨骨折固定　先于两腋前方用毛巾衬垫，并将三角巾折叠成带状，两端分别绕两肩呈反"8"字形，尽量使两肩外展、向后，拉紧三角巾的两个头端，最后在背后打结。

2. 前臂骨折固定　患肢屈肘90°，桡侧向上。取两夹板（长度以超过肘关节和腕关节为宜）分别置于前臂的掌、背两侧，再用绷带将夹板两端固定，后用三角巾将前臂悬吊于胸前。

3. 上臂骨折固定　现场有夹板时，先将患肢屈曲贴于胸前，在患臂外侧放置夹板，加衬垫后用绷带将骨折上下两端固定并悬吊于胸前，然后用三角巾（或绷带）将上臂在胸部固定。现场无夹板时，可将上臂下垂并用三角巾固定在胸侧壁，用另一条三角巾将前臂悬挂于胸前（图12-15）。

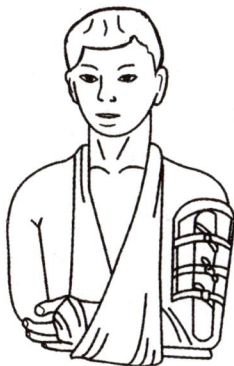

图 12 – 15　上臂骨折夹板固定法　　　　图 12 – 16　大腿骨折夹板固定法

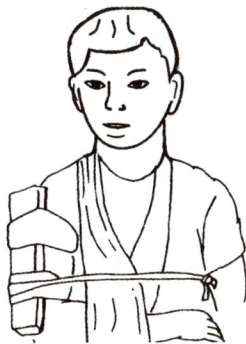

4. 大腿骨折固定　取一长夹板（长度自腋下或腰部至足跟）置于伤肢外侧，另一夹板（长度自大腿根部至足跟）放于伤肢内侧，用绷带或三角巾分段将夹板牢靠固定于伤肢（图 12 – 16）。

5. 小腿骨折固定　取两块夹板（长度自大腿至足跟）分别置于伤肢内、外侧，绷带或三角巾分段将夹板牢靠固定于伤肢。

（二）注意事项

（1）固定部位如有伤口时，应先止血、包扎，然后再固定，如有休克应先扩容抗休克。

（2）固定时务必将指（趾）端露出，以观察末梢血运情况，发现血运不良应解除固定调整后再次固定。

（3）注意肢体血液循环。如果发生血液循环障碍，将会导致组织缺血坏死，肢体残废，因此需密切观察肢体动脉搏动、皮肤颜色、温度等。

（4）适时调整夹板松紧度，骨折复位后 3 ~ 5 天肢体肿胀，肿胀期过后肢体消肿，夹板会因肢体变化出现过紧或过松，应根据实际情况及时调整夹板松紧度。

（5）固定后需将伤肢抬高，以减轻肢体肿胀。卧床病人伤肢可用枕头垫高，一般应高于心脏平面，以利于血液回流，减轻肿胀。

（6）一般骨折愈合时间较长，因此要加强对患肢的保护，防止复位固定好的骨折再移位。如上肢固定后要用三角巾或前臂吊带悬吊于胸前。

（7）在医护人员的指导下进行循序渐进地康复训练，以免肌肉萎缩、关节僵硬等并发症。

四、搬运

搬运是指把伤员从急救现场搬至担架，再从担架搬至救护车，后用担架搬至医院的这一连续的过程，目的是为了迅速地将伤员转运至安全地方，防止再次受伤，同时注意搬运途中的救治。

（一）常用的搬运方法

1. 徒手搬运法　适用于转运路程较近、伤势较轻的伤员，根据参与搬运的人数又可以将徒手搬运法分为以下几种。

（1）单人搬运法　适用于病情较轻、路程较近的病人。方法如下。①扶持法：救护者站在病人一侧，使病人靠近救护者的一臂揽着自己的头颈，然后救护者用外侧的手牵着病人的手腕，另一手伸过病人背部扶持其腰部，使病人身体略靠着救护者，扶着自立行走。注意：对病情较轻，能够站立行走的病人才适用此方法。②抱持法：救护者站于病人一侧，一手托其大腿，一手托其背部，将其抱起。病人在有知觉的情况下，可让病人抱住救护者的颈部。③背负法：救护者站立于病人前面，背部微弯，背起病人。注意：合并有胸部损伤病人不宜采用此法（图 12 – 17）。

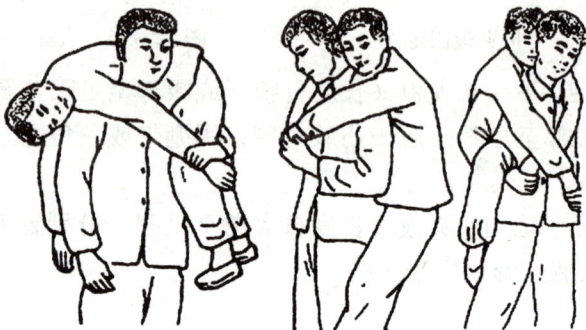

图 12 – 17　背负法搬运法

（2）双人搬运法　一般为一人搬托腰背部，一人搬托双下肢，可分为有椅托式、轿式（图 12 – 18）、拉车式（图 12 – 19）、平托式。

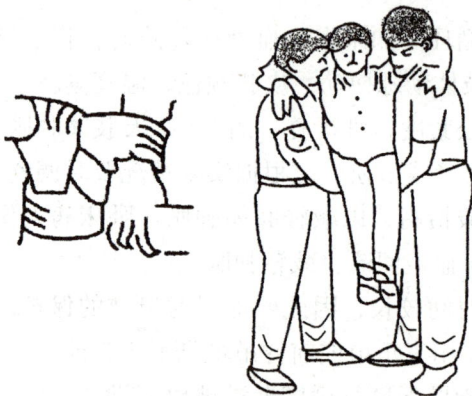

图 12 – 18　轿式搬运法

（3）三人搬运法　三人一侧并排，一人托住肩背部，一人托住腰部及臀部，另一人托住双下肢，三人步调一致并同时轻轻将伤员抬起。

（4）多人搬运法　适用于脊柱损伤，六人分两排，面对面站立，其中两人专管头部，保持颈部不动，使头部与躯干始终保持在一条直线上；另两人托住背部和臀部，最后两人托住下肢，同时轻轻的将伤员抱起。

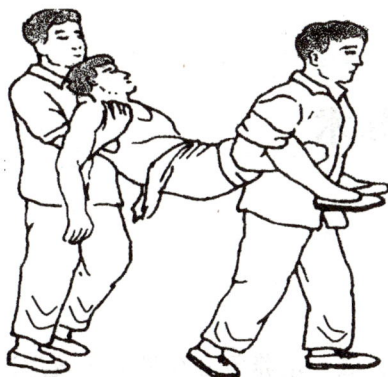

图 12 – 19 拉车式搬运法

2. 担架搬运法 担架搬运法担架是搬运伤员的一种常用搬运方法。担架具有结构简单、轻便耐用的特点。使用时将担架张开，在担架上放置棉被或毛毯垫好后再将伤员抬入，并做保暖护理。若伤员神志不清，还特别需要将宽布带固定于担架上，如果现场无特制的担架可采用床板、门板等临时担架。注意脊柱骨折不能使用软担架，以免脊髓受伤。转运伤员头在后，足在前，这样有利于后面抬担架的抢救者能够随时观察伤员病情变化情况，并且有利于伤员头部的血流供应。

3. 车辆搬运法 伤势严重、运送的路程较远时使用救护车搬运。注意运送途中汽车行驶宜慢，尽量避免或减少汽车的颠簸震动。若道路不平或汽车急弯道时，应特别照顾好伤员。一般伤员上车后取仰卧位，头朝后，颅脑损伤或昏迷伤员将头偏向一侧，途中注意伤员的保暖，如加盖棉被，但不能体表直接加温。

思考题

1. 现场急救时的通气方法有哪些？

2. 如何判断气管插管的位置是否正确？

3. 病人，男，20岁，车祸致左股骨干开放性骨折并动脉出血，现场使用止血带止血时有哪些注意事项？

4. 简述使用绷带卷包扎的注意事项。

5. 张某，女，6岁，因摔倒手撑地致右桡骨远端伸直型骨折，现场应如何固定？固定的注意事项有哪些？

（刘 杰）

实训一 心肺复苏术

【实训目的】

1. 掌握判断心脏骤停的方法，培养争分夺秒的急救意识。
2. 熟练掌握徒手心肺复苏术（CPR）。

【实训准备】

1. 用物准备　心肺复苏模拟人、硬板床、纱布（或 CPR 膜）、手电筒。
2. 环境准备　环境清洁，安全、光线充足。
3. 护生准备　穿好工作服，戴好帽子，修剪指甲，洗净双手。

【实训内容】

1. 判断患者心脏是否骤停　包括下述步骤。①判断意识：拍打、轻摇病人肩部并大声呼唤病人："你怎么了？"。②判断呼吸：将耳朵贴近患者的口鼻，感觉患者是否有呼吸，同时眼睛观察患者的胸廓是否有起伏。③触摸大动脉搏动：以示指和中指触摸气管旁 2~3cm 处的颈动脉，观察有无大动脉搏动。确认患者心脏骤停，立即呼叫他人协助，通知医生，同时将患者平卧于硬板床上或坚实的地面上，去枕，头、颈、躯干在同一轴线上，双手放于两侧，身体无扭曲。

2. 心脏按压　抢救者站在患者的肩、腰部，解开衣领腰带暴露病人胸腹部，按压部位：胸骨中下 1/3 交界处，两手掌根部重叠，手指翘起不接触胸壁，上半身前倾，双肩位于双手的正上方，两臂伸直（肘关节伸直），垂直向下用力，借助自身上半身的体重和肩臂部肌肉的力量进行操作。按压幅度：胸骨下陷至少 5cm，用力要均匀。

3. 开放气道　检查口腔，清除口鼻异物，取出活动义齿，判断颈部有无损伤，颈部无外伤采用仰头举颏法，颈部有外伤者采用双手托下颌法。

4. 人工呼吸　保持病人口部张开状态，左手拇指和示指捏住患者鼻孔，深吸一口气，双唇紧贴并包绕患者口部吹气，连续吹气 2 次，每次不少于 1 秒，吹气量约500~600ml，吹气完毕，立即与患者的口部脱离，同时松开捏鼻的手指，观察胸廓情况。

5. 连续 5 个轮次后判断病人复苏效果

（1）复苏有效的标志是颈动脉恢复搏动，平均动脉血压大于60mmHg。

（2）自主呼吸恢复。

（3）瞳孔缩小有对光反射。

（4）面色、口唇、甲床和皮肤色泽转红。

【考核方式与评定】

1. CPR 操作考核。
2. 批改实训报告。

实训二 | 经口明视气管内插管术

【实训目的】

1. 了解气管内插管术的适应证和禁忌证。

2. 熟练掌握气管内插管术的操作方法及注意事项。

【实训准备】

1. 用物准备　喉镜、镜片、气管导管、导管管心、牙垫、10ml 注射器、喷雾器（内装局麻药）、血管钳、听诊器、吸痰管、吸引器、呼吸器、胶布等。

2. 环境准备　环境清洁，光线充足，温度适宜。

3. 病人准备　气管插管模型模拟病人，核对病人信息，解释气管插管的目的及步骤。

4. 护生准备　穿好工作服，戴好口罩帽子，修剪指甲，洗净双手。

【实训内容】

1. 病人取仰卧位，头后仰，使口、咽、气管基本重叠于一条轴线，即插管标准头位。如喉头暴露不好，可在病人肩背部垫枕，使头尽量后仰，此即插管操作的修正头位。

2. 操作者立于患者头侧，用右手拇指推开病人下唇及下颌，防止喉镜置入时下唇被卷入造成挤伤，示指抵住上门齿。以两指为开口器，使嘴张开。

3. 待口完全张开时，操作者左手拿喉镜，使带照明的喉镜呈直角倾向喉头，柄偏右，顺右侧舌面插入。镜片抵咽部后，使右偏的镜柄转至正中位，并轻轻将喉镜向左靠，使舌偏左，扩大镜片下视野，可见悬雍垂，此为暴露声门的第一个标志。然后顺舌背将喉镜片稍深入至舌根，稍稍上提喉镜，即可看到会厌的边缘，此为暴露声门的第二个标志。

4. 见到会厌边缘后，如果用直型喉镜片，则继续稍深入，使喉镜片前端到达会厌的腹面，然后上提即可暴露声门；若用弯形喉镜片，则只需稍深入，使喉镜片前端置于会厌与舌根交界处，然后上提喉镜，即可见声门。声门呈白色，透过声门可以看到暗黑色的气管通道。

5. 暴露声门后，右手持头端事先已涂好凡士林的气管导管，前端对准声门，在病人吸气末（此时为声门开大时），顺势轻柔地将导管插入。导管插过声门 1cm 左右，迅速拔除导管心，防止损伤气管，将导管继续旋转深入气管，成人 4cm，小儿 2cm 左右。

6. 塞牙垫于气管导管旁，后将喉镜退出。操作者用耳凑近导管外端，感觉有无气流。若为呼吸暂停的病人，应用嘴对导管吹气或用呼吸囊挤压，观察胸部有无起伏，并用听诊器认真对比两肺呼吸音，注意两侧是否对称。如果听诊两侧呼吸音不对称，可能为插入过深，进入一侧支气管所致，可将导管稍向后退出，直至两侧呼吸音对称。

7. 确认完毕，用长胶布妥善固定导管和牙垫。

8. 为防止漏气，需向导管前端的套囊内注入的空气，一般为 5ml 左右，注气量不宜过多，以气囊刚好封闭气道腔隙而不漏气为宜。

9. 用吸痰管试吸导管内分泌物，了解呼吸道通畅情况。

【实训注意事项】

1. 对明显呼吸困难或呼吸骤停的患者，插管前应先行人工呼吸或吸氧，以免因插管延长患者缺氧时间，尤其是脑细胞的缺氧损害。

2. 插管前认真核对物品是否齐全，喉镜灯泡是否明亮，气管导管气囊有无漏气。再根据患者年龄、性别、身材、插管目的及途径来选择合适的导管。

3. 插管动作要求轻柔、准确而又迅速，防止组织损伤和长时间缺氧。

4. 导管插入深度适当，固定牢靠，保持管腔通畅，注意观察有无扭曲、阻塞、脱落等情况。

5. 导管插入后检查两肺呼吸音是否对称，防止插入过深进入一侧支气管。

6. 插管留置时间不宜过长，超过 72 小时应拔除改行气管切开。

7. 应用带套囊的气管导管时，注入套囊内的气量一般以 3～5ml 为宜。需较长时间应用时，一般每 4～6 小时需气囊放气 1 次。

【实训小结】

气管插管是建立人工气道的可靠途径，也是进行人工通气的最好办法。它便于清除呼吸道分泌物，维持气道通畅，减少气道阻力，也有利于减少呼吸道解剖无效腔，保证有效通气量，为给氧、加压人工呼吸、气管内给药等提供条件。学生通过在模型上对气管内插管术的操作实训，基本掌握气管内插管术的操作方法及注意事项。

实训三 | 止血带止血法

【实训目的】

1. 熟练掌握止血带止血的操作方法。

2. 熟悉止血带止血的注意事项。

【实训准备】

1. 用物准备　橡皮止血带、充气加压止血带。

2. 环境准备　环境清洁，光线充足，温度适宜。

3. 病人准备　学生模拟病人，核对病人信息，解释止血带止血的目的及步骤。

4. 护生准备　穿好工作服，戴好口罩帽子，修剪指甲，洗净双手。

【实训内容】

1. 绑扎部位，上臂出血绑扎上臂的上 1/3，前臂或者手部出血绑扎上臂的下 1/3；下肢出血绑扎大腿中下 1/3 交界处。

2. 抬高患肢，将纱布垫于伤口近心端的皮肤上，然后用左手拇指、示指和中指捏住止血带头端，右手将止血末端拉紧缠绕肢体两圈，再将橡皮带的末端放入左手示指、中指间拉回并且固定。

【实训注意事项】

1. 先绑扎止血带止血，后包扎伤口。

2. 止血带的绑扎部位在伤口的近心端，并应尽可能靠近上伤口，以减少缺血范围，但应避开骨骼隆起处或神经走行的部位。

3. 前臂、小腿出血一般不使用止血带止血，因前臂和小腿部位的动脉在两长骨骨间走行，无法完全阻断血流。

4. 上止血带的部位应先垫好软布垫后再绑扎止血带，以保护皮肤和肌肉。

5. 止血带绑扎要松紧适度，以摸不到远端动脉搏动、出血停止为准。过松达不到止血目的，过紧则造成肢体供血不足，肢体肿胀和坏死。

6. 禁止使用非弹性的绳索、鞋带、电线甚至铁丝等物品替代止血带。

7. 绑扎扎止血带的伤员，必须佩戴明显的标志，并标明绑扎时间，通常每隔 1 小时松开止血带 1 次，每次松开 2～3 分钟，以免造成肢体缺血坏死，并且在止血带放松期间需运用指压止血法等临时止血。

【实训小结】

止血带止血适用于四肢大动脉出血或者加压包扎止血法不能控制的出血。学生通过对止血带止血法的操作实训，基本掌握止血带止血法的操作方法及注意事项。

实训四 | 绷带包扎法

【实训目的】

1. 了解绷带的目的、基本包扎方法的分类和应用。
2. 通过练习，熟练掌握各种基本包扎的操作方法。
3. 熟悉绷带包扎的注意事项。

【实训准备】

1. 用物准备　根据包扎部位选择不同规格的绷带。
2. 环境准备　环境清洁，光线充足，温度适宜。
3. 病人准备　学生模拟病人，核对病人信息，解释包扎目的及步骤，清洁包扎部位。
4. 护生准备　穿好工作服，戴好口罩、帽子，修剪指甲，洗净双手。

【实训内容】

1. 面对病人，维持病人舒适体位，扶托患肢并使其处于功能位。
2. 包扎部位有伤口，先换药再包扎。骨突部位应垫棉垫保护皮肤。
3. 从伤口远心端开始，第一圈预留一斜角，第二圈将斜角反折压住，环形包扎。
4. 后一圈压住前一圈的 1/2 ~ 2/3，伤口包扎完毕后再做环形包扎，最后将尾端胶布固定或者撕开尾端绷带打结固定。
5. 包扎方法：环形包扎法，螺旋包扎法，螺旋反折包扎法，蛇形包扎法，"8"字包扎法。

【实训注意事项】

1. 包扎时注意保持伤员的舒适体位，包扎过程中尽量不移动伤员。
2. 包扎时动作要熟练、轻巧，不触及伤口，避免加剧疼痛、损伤。
3. 绷带包扎要从伤口远端向近端包扎，包扎结束时用胶布或打结固定，打结应避开伤口打结。
4. 包扎时务必保持肢体的功能位，肘部弯曲包扎，膝部伸直包扎。
5. 包扎时应松紧适度，用力均匀，掌握"三点一走行"原则，即绷带的起点、止点、着力点和绷带走行方向，以达到包扎既牢靠又不引起病人疼痛或者末端血供障碍。
6. 包扎时四肢指（趾）端外露，以便观察末梢循环情况。
7. 包扎材料和皮肤均应干燥，皮肤之间（指缝、耳后）和骨突起处应加衬垫。

【实训小结】

包扎是外伤急救常用技术，其作用有保护伤口、固定敷料、减少污染、加压包扎止血、促进伤口愈合等。通过对绷带包扎法的练习，让学生熟练掌握其操作方法及注意事项。

教学大纲

一、课程性质和任务

急救护理学是护理学重要的组成部分，是研究各类急危重症病人抢救与护理的一门新兴的护理临床学科，为护理专业学生的专业必修课。

本课程主要内容包括院外急救和院内急救两大部分。重点是以临床常见的急危重症疾病如心搏骤停与心肺脑复苏、休克、创伤、急性中毒等及常用的院外急救技术如止血、包扎、固定、搬运等为主要内容。

作为一门综合性及实践性很强的的学科，在教学中注意学生急救意识与应变能力的培养，注重急救护理技术的训练，使学生掌握对临床各常见急危重症病人的初步处理和抢救配合。

本课程在第六学期开设，总时数为 40 学时，理论讲授 32 学时，实践 8 学时。

二、课程教学目标

（一）基本知识教学目标

1. 了解临床常见急危重症疾病的概念、病因、治疗原则和效果评价。
2. 理解临床常见急危重症疾病的护理评估的内容和方法。
3. 掌握临床常见急危重症疾病的护理措施、救护原则及方法。

（二）能力培养目标

1. 培养学生备有对急救护理对象应用护理程序、实施整体护理的能力；并同时具备对常见急危重症患者进行初步应急处理和配合抢救的能力。
2. 培养学生树立急救意识观念，基本掌握院外急救护理的原则及救护方法。
3. 培养学生具具备实施各种常见急救护理操作技术的能力；并具备初步管理急诊科和重症监护室的能力。

三、教学要求和内容

单元	教学内容	教学要求	教学活动	参考学时	
				理论	实践
第一章　绪论	一、急救护理学的范畴 二、急救护理学的形成与进展 三、急诊医疗体系	了解 了解 掌握		2	

续表

单元	教学内容	教学要求	教学活动	参考学时	
				理论	实践
第二章　院前急救	一、概述			2	
	1. 院前急救的含义	了解			
	2. 院外急救的特点	了解			
	3. 院前急救的任务	熟悉			
	4. 院前急救的原则	掌握			
	5. 院前急救的组织形式	了解			
	二、院前急救护理要点				
	1. 院前急救的现场分类	掌握			
	2. 院前急救的救护要点	掌握			
	3. 转运与途中监护	掌握			
第三章　急诊科的管理	一、急诊科的管理			2	
	1. 急诊科的任务	熟悉			
	2. 急诊科的设置	熟悉			
	二、急诊科的管理				
	1. 急诊科的人员管理	了解			
	2. 急诊科的设备管理	了解			
	三、急诊预检分诊				
	1. 急诊预检分诊的含义及方法	掌握			
	2. 急诊预检分诊的功能	掌握			
	四、急诊绿色通道				
	1. 建立急诊绿色通道的要求	了解			
	2. 急诊绿色通道的收治范围	了解			
第四章　心脏骤停与心肺脑复苏	一、概述			4	
	1. 心脏骤停的定义	掌握			
	2. 心脏骤停的病因	熟悉			
	3. 心脏骤停的类型	熟悉			
	4. 心脏骤停的临床表现	掌握			
	二、心肺脑复苏的起源与发展				
	1. 心肺脑复苏概念的形成	了解			
	2. 心肺脑复苏的发展历史	了解			
	三、心肺脑复苏的一般程序和方法				
	1. 基本生命支持	掌握			
	2. 高级生命支持	掌握			
	3. 持续生命支持	掌握			
	实践：心肺复苏术	掌握			2

续表

单元	教学内容	教学要求	教学活动	参考学时 理论	参考学时 实践
第五章　多器官功能障碍综合症	一、病因与发病机制	了解			
	二、病情评估			2	
	1. 各系统功能障碍的诊断	熟悉			
	2. MODS 的诊断	掌握			
	3. MODS 的预后	了解			
第六章　重症监护	一、重症监护病房（ICU）的管理				
	1. ICU 的设置	了解			
	2. ICU 的管理	了解			
	二、危重患者监护				
	1. ICU 患者的接诊	了解			
	2. ICU 监护内容	熟悉			
	3. ICU 护理要点	掌握		4	
	三、监护技术				
	1. 体温监护的内容	掌握			
	2. 心血管功能监测	掌握			
	3. 脑功能监测	熟悉			
	4. 呼吸功能监测	掌握			
	5. 肾功能监测	熟悉			
第七章　休克	一、概述				
	1. 病因与分类	了解			
	2. 病理生理	熟悉			
	二、病情评估	了解			
	1. 健康史			4	
	2. 身心状况	熟悉			
	3. 辅助检查	熟悉			
	三、救治与护理				
	1. 救治原则	掌握			
	2. 护理措施	掌握			
第八章　创伤	一、概述				
	1. 创伤的分类、病理生理	了解			
	2. 创伤的判断与评估	熟悉			
	3. 创伤的急救	掌握			
	二、多发伤护理			2	
	1. 多发伤含义	熟悉			
	2. 多发伤的临床特点	熟悉			
	3. 现场救护方法	掌握			

续表

单元	教学内容	教学要求	教学活动	参考学时	
				理论	实践
第九章　理化因素损伤	一、中暑 1. 中暑的病因和发病机制 2. 中暑的临床表现 3. 中暑的现场救护措施 4. 中暑的院内救护方法 二、淹溺 1. 海水淹溺和淡水淹溺的病理特点 2. 淹溺的现场救护原则 3. 院内救护要点	了解 熟悉 掌握 掌握 了解 掌握 掌握		2	
第十章　急性中毒	一、概述 1. 毒物及中毒的概念 2. 急性中毒的发病机制 3. 急性中毒的护理评估 4. 急性中毒的救治原则 5. 急性中毒的护理措施 二、常见急性中毒的救护 1. 食物中毒 2. 有机磷农药中毒 3. 一氧化碳中毒 4. 强酸强碱中毒	熟悉 了解 掌握 掌握 掌握 掌握 掌握 熟悉 熟悉		2	
第十一章　常见临场危象	一、超高热危象 二、高血压危象 三、高血糖危象 四、低血糖危象 五、甲状腺功能亢进危象 六、重症肌无力危象	掌握 掌握 熟悉 熟悉 熟悉 了解		4	
第十二章　常用救护技术	一、机械通气技术及护理 二、气管插管术 三、气管切开术 四、环甲膜穿刺术 五、动静脉穿刺置管术 六、外伤止血、包扎、固定与搬运	熟悉 掌握 熟悉 掌握 掌握 掌握		2	
	实践：常用救护技术				6

急救护理学教学时数分配

章次	教学内容	理论学时	实验学时	合计
第一章	绪论	2		2
第二章	院外急救	2		2
第三章	急诊科设置与管理	2		2
第四章	心搏骤停	4	2	6
第五章	MODS	2		2
第六章	重症监护	4		4
第七章	休克	4		4
第八章	创伤	2		2
第九章	理化因素损伤	2		2
第十章	急性中毒	2		2
第十一章	常见临床危象	4		4
第十二章	常用救护技术	2	6	8
总计		32	8	40

参考文献

[1] 宋洁，孙永显．急救护理学［M］．北京：中国医药科技出版社，2009.

[2] 沈洪．急诊医学［M］．北京：人民卫生出版社，2008.

[3] 陆再英，钟南山．内科学［M］．第7版．北京：人民卫生出版社，2008.

[4] 尤黎明，吴瑛．内科护理学［M］．第4版．北京：人民卫生出版社，2008.

[5] 周立．危重症急救护理程序［M］．北京：人民军医出版社，2008.

[6] 金惠铭，王建枝．病理生理学［M］．第7版．北京：人民卫生出版社，2008.

[7] 曹伟新，李乐之．外科护理学［M］．第4版．北京：人民卫生出版社，2006.

[8] 王鸿利．实验诊断学［M］．北京：人民卫生出版社，2006.

[9] 狄树亭，姜志莲，雷芬芳．急救护理技术［M］．武汉：华中科技大学出版社，2010.

[10] 葛可佑．中国营养科学全书［M］．北京：人民卫生出版社，2006.

[11] 于康．临床营养治疗学［M］．第2版．北京：中国协和医科大学出版社，2008.

[12] 刘大为．实用重症医学［M］．北京：人民卫生出版社，2010.

[13] 何荣华，袁杰．重症监护护理学［M］．西安：第四军医大学出版社，2010.

[14] 谢灿茂，陈升汶．危重症加强监护治疗学［M］．北京：人民卫生出版社，2011.

[15] 张文武．急诊内科手册［M］．北京：人民卫生出版社，2009.

[16] 彭波．急诊科手册［M］．北京：科学出版社，2008.

[17] 周秀华．急危重症护理学［M］．第2版．北京：人民卫生出版社，2009.

[18] 陈灏珠．实用内科学［M］．第11版．北京：人民卫生出版社，2001.

[19] 杨绍基．传染病学［M］．北京：人民卫生出版社，2005.

[20] 廖二元，超楚生．内分泌学［M］．北京：人民卫生出版社，2003.

[21] 王吉耀．内科学［M］．北京：人民卫生出版社，2002.

[22] 王维治．神经病学［M］．第5版．北京：人民卫生出版社，2005.

[23] 傅一明．急救护理技术［M］．第2版．北京．人民卫生出版社，2008.

[24] 刘化侠．急危重症护理学［M］．北京．人民卫生出版社，2007.

[25] 许红．急危重症护理学［M］．北京．人民卫生出版社，2007.

[26] 邵孝珙．急危重症护理学［M］．北京．中国协和医科大学出版社，2007.

[27] 严鹏宵，王玉升．外科护理学［M］．第2版．北京．人民卫生出版社，2009.

[28] 吴在德，吴肇汉．外科学［M］．北京．人民卫生出版社，2003.

[29] 全国卫生专业技术资格考试专家委员会．全国卫生专业技术资格考试指导：护理学［M］．北京．人民卫生出版社，2010.

[30] 李军改，杨玉南．外科护理学［M］．北京．科学出版社，2010.